新手医务社工的
十一项操练

The Eleven Disciplines for New Medical Social Workers

莫世民 叶丽平 丁蓓／著

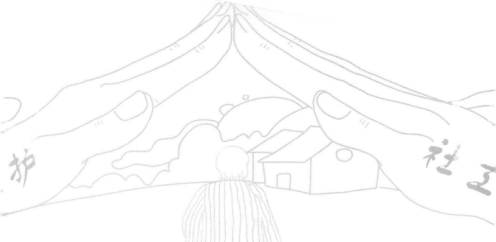

中国社会出版社

国家一级出版社·全国百佳图书出版单位

图书在版编目（CIP）数据

新手医务社工的十一项操练 ／ 莫世民，叶丽平，丁蓓著 . -- 北京 ：中国社会出版社，2023.12（2024.12 重印）
　ISBN 978-7-5087-6948-6

　Ⅰ.①新… Ⅱ.①莫… ②叶… ③丁… Ⅲ.①医疗卫生服务－社会工作－中国 Ⅳ.①R199.2

中国国家版本馆 CIP 数据核字（2023）第 191843 号

出 版 人：程　伟	终 审 人：魏光洁
责任编辑：余细香	策划编辑：余细香
责任校对：薛丽仙	封面设计：时　捷

出版发行 中国社会出版社	地　　　址：北京市西城区二龙路甲 33 号
邮政编码：100032	编 辑 部：(010)58124839
网　　址：shcbs.mca.gov.cn	发 行 部：(010)58124845；58124848
经　　销：新华书店	

印刷装订：北京联兴盛业印刷股份有限公司	开　本：145 mm×210 mm　1/32
印　张：6.5	字　数：140 千字
版　次：2023 年 12 月第 1 版	印　次：2024 年 12 月第 2 次印刷
定　价：38.00 元	

社工图书专营店　　　中国社会出版社天猫旗舰店　　　中社文库微信公众号

序言一

1994年我以"实习医生"的身份在白求恩医科大学附属临床二院的内科、外科、妇科、儿科和皮肤科学习工作了一年。患者入院的例行体检、急诊的外科缝合、辅助接生、新生儿救治，等等，这些医务工作经历给我的人生留下了深刻印记。遗憾因自己能力不足，没能继续学医成为医生，反倒阴差阳错学了社会工作。我做了12年社会工作专业教师、5年多的专职社会工作者（以下简称"社工"），幸运地把医生、教师、社工这三个职业都体验了。这些年也因"入院"和"陪护"去过医院几回，都是些"痛苦"的感受。因为懂些皮毛，所以对医疗系统期待较高；因为期待较高，结果又有些失望。尊敬的莫先生（莫世民）坚持要写这本书，又一次唤起我内心对医务社会工作的期待。

自古以来，医生被患者视作"再生父母"，而现实生活中，患者是医生的"衣食父母"。父母与子女是彼此寄托生命并无私到可以不顾一切互相帮助的关系。如果医疗系统让"无私的"关系蜕变成"谋利的"渠道，让"无须顾虑"的专业发挥变成"处处限制"的责任选择，医患间的恩情就会淡薄。医务工作者应该是从容（坦然自信）能稳心神的，迅捷（坚决果断）能去病痛的。医务社工是医疗系统中的润滑

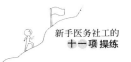
剂，是提升医院人文服务的专业力量，是在紧张、压力、病痛、危机的境遇中彼此面对仍有如沐春风感受的守护者。

一定要如此！但如何才能如此？

他山之石，可以攻玉，莫先生以他醇厚的社会工作职业功底，为新入职的医务社工提供了一顿丰盛的工作餐。本书贯彻了社会工作"以人为本、以服务对象为中心"的原则，回应了医务社工、患者、医疗工作者在共同构建的互动场域中所关切的问题；本书"以程序为线"，结合患者的病程、医院的医疗流程、医务社会工作的步骤，用理论知识点和实务经验点撑起了医务社会工作的轮廓；本书"以技术为要素"，用"必学"满足医务社工基础性、普遍性的需要，用"秘籍"保证实务经验的有效性。莫先生希望我们操之练之，获得胜任医务社工的基本技能，或可由术及道，促进医务社会工作向专业化、系统化深入发展。

内地有关医务社会工作的操作书籍少之又少。再次感谢莫先生急人所需，出版这本书。也希望不负他的期盼，我们机构能以此为契机在医务社会工作方面有更多的参与和建树。

广州市同行社会服务发展中心　杨明宇

序言二

社会工作是以"人境共优"为核心特性的利他系统，医务社会工作因涉及每个人、每个家庭而成为特殊领域，医务社工是医务社会工作进而是卫健系统的重要人力资源。新手医务社工增能既是保证医务社会工作质量的基础，也是助力医务社会工作持续精进的前提。本书以新手医务社工为对象，分享医务社会工作实战技术，其专业价值和实践效用毋庸置疑。

本书至少有如下特点：

其一，综述医务社会工作，具纲举目张之功。在"绪论"中，作者进行了"大解码"，对医务社会工作的定义、目的、特性（全人照顾、实证为本等），医务社工的多元角色、复合任务和关键才能（人性关怀、弹性服务、自我省思、自助服务、资源链接、个案管理等），医务社会工作的环境，作了比较详尽的说明。此举无疑有利于新手医务社工总体领悟和把握医务社会工作，助力其更好地开展各板块的具体工作。

其二，聚焦关键议题，助新手医务社工熟悉实操技术。作者围绕11个主题，分述了医务社会工作的一些关键战略战术。这些主题可以分成5个板块：一是从身心社灵整体视角认识服务对象（"操练1"）；二是说明医务社会工作在不同时段的任务（"操练2"和"操练11"）；三是强调以服务对象为首的工

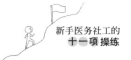
作伦理（"操练3"）；四是讲授医务社会工作的特殊技术，包括癌症患者的专业协助（"操练4"）、宁养服务（"操练5"）和医闹应对（"操练6"）；五是介绍医务社会工作的常规事务，涉及MDT门诊之社会工作（"操练7"）、针对患者家属及病友互助组织的服务（"操练8"）、医护联手（"操练9"）和医社联动（"操练10"）。作者不仅说明了这些板块的核心内容，而且还在各部分列出补充专题，从而使得本书内容更加完整、厚实，更具指导作用。

其三，整合多域专业力量，体现联动优势。3位作者分别来自中国香港地区和广东省。莫世民毕业于香港中文大学社会工作学科，曾在北京大学、英国布里斯托大学、香港理工大学深造，在香港社会福利署任职30多年，专业论著良多。丁蓓和叶丽平均是国家高级社工师；前者受过国内一流大学的社会工作本科和专业硕士课程训练，有在高校从教、行业协会和实务机构从业的经历；后者受过社会工作专业硕士训练，有从事多个领域社会工作的经历。三人共著，可以兼容粤港此域之长，彰显多业融通之利，本书的理论性、实践性和操作性因此得到了良好兼顾。

本书是聚焦医务社会工作的实战攻略，展现了3位作者对粤港医务社会工作乃至他域社会工作的一般体验和特殊省思，体现出很好的专业质量。本书内容对于新老医务社工、其他领域社工、社会治理其他同行、政府卫健系统干部乃至其他有兴趣者无疑均有启迪意义，因此，值得研读并予以推广。

复旦大学社会工作学系　顾东辉

莫世民自序

　　"新手"（Novice）通常是对一个人职业生涯第一年的状态的统称，这是一个关键的阶段——不仅统合过去所学，还在第一份工作中发展出新的知识与技能。新手员工像实习生一样，缺少实务经验，只依赖过去学到的抽象理论，运用个人的经验应对工作需要，还需经过一段时间磨炼才能通过试用期乃至独当一面地去应付工作上的需要。新手医务社工从学生或其他角色进入职场，展开另一阶段的专业历程，面对的是复杂且充满不确定的"人"与"问题"。因此，刚进入实务领域的新手医务社工多会感到紧张与有压力，特别是在内地，社会工作专业的社会认受度还偏低。医务社工需具有基础的医疗概念，但是这些概念又不足以应对复杂的问题，所以多数情况下，仅能根据有限的个人经验去判断介入的时机与程度，这也正是入行医务社会工作最难的一环。

　　为解决上述问题，笔者曾访问了 10 位资深的香港医务社工，主要采用深度访谈方式进行，邀请他们具体列出一些医务社工的关键才能，在其中选出重中之重的 11 项才能，作为新入职医务社工的操练内容，编成此书，希望能帮助新手医务社工入职后尽快掌握工作的诀窍，尽快融入医疗团队，面对可能遇到的困境和挑战时，能有效去提供服务。

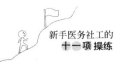

本书的 11 项操练是针对新手医务社工入职后的迫切需要而设计的，操练有难度，富有挑战性，但很靠谱。笔者亦加入了一些"必学秘籍"，当中技巧不容易拿捏，需要多一点时间及精力去学习。但作为奋发向上的新手医务社工，只要勤加操练，应该能很快融会贯通，将之运用在病房助人的过程中。

有一个新成立的医务社会工作团队，主管推行了一项新手医务社工成长计划，以提高服务质量及社会工作的认受度。这个计划要求医务社工每日主动在工作之余抽出半小时去学习，并邀请笔者主持研讨会等，目标是要在短期内形成高效的医务社会工作团队。部分新手医务社工将半小时碎片化成 10 个"3分钟"来学习，每天利用等人、等车、坐车的时间，通过软件去聆听或上网看信息；也有人每天到图书馆去看相关书籍，参加业界培训活动等。

这个团队对持续操练（学习）有一些体会，特分享如下。一、能持续 10 天操练某项技巧，算是有点体验。这是初阶新手医务社工必须做到的。二、如能持续操练 100 天，基本上把学习变成习惯，最终技术有所提升。这是进阶的医务社工。三、若能坚持操练 1000 天，应为熟手员工。这是高阶的医务社工。

该团队期望新手医务社工能尽快成为高阶的医务社工，为团队带来正能量，小则可以令医务社工本人见多识广，成为其他医务社工的学习标杆，大则可提升整个团队的形象，让身边的医疗团队以及医院内的其他人员对医务社工团队有正向的印象。

这个医务社会工作团队的持续操练绝对不是"盲动"，在定期聚会时，他们会轮流分享个人学习所得，使团队内的医务社工都能学有所为，进步再进步。新手医务社工总会在入职后的操练（学习）上产生焦虑，缺乏信心，那不妨鼓励他们先操练起来，不要等待、蹉跎，只要开始了本书的操练，哪怕只是一小步，在小组动力下，医务社工个人和团队的焦虑感就会降低。只要持续操练，就能以一种极快的速度，拥有医务社工该有的关键才能。

笔者长期在香港工作，本书的操练不少是香港的经验，这会让读者了解香港的医务社会工作服务；至于内地医务社会工作服务的经验，则由本书的另外两位作者补充，从而使读者能窥探中国医务社会工作服务的全貌。

你是否已迫不及待地想要翻阅本书的 11 项操练了呢？

莫世民 MH

叶丽平自序

回顾加入写这本书的由来，发现自己的参与，是偶然，也是必然。

我刚入行就认识了莫世民老师。他作为我的督导，一路支持我、帮助我，是我的良师益友。

我第一次听莫老师提及准备撰写医务社会工作方面的书，还是六七年前。那时他刚完成他在内地出版的第一本书《新入职社工的十一项操练》。当时内地医务社会工作还未有今天这般快速发展的势头，只有极少地区开启了这项服务。我只是感到出版医务社会工作方面的书有价值，但从未有过"参与"的念头。

第二次听到莫老师提及撰写医务社会工作方面的书，则是4年前。那时莫老师邀请我一起参与撰写，但我本人当时并没有任何医务社会工作领域的从业经验，因此婉拒了。

转眼莫老师已在内地出版了3本"社工的十一项操练"系列图书，在内地也有一定知名度，他依旧坚持要完成这本《新手医务社工的十一项操练》，并再次邀我参与。我发现自己的心态变化了，我问我自己：我没有专门从事过医务社会工作领域的服务，我对此项服务工作真的就一无所知吗？我有多次与医务社工合作开展项目和个案工作的经验；我曾近距离在医院开展临终关怀项目；我有几位好友曾经或仍在从事医务社会工作；我的家人住院期间，我更是面对面接触到医务社工……这不都是我的宝贵资源吗？我可以去观察、了解、学习、感受、反思医务社工的服务与工作，我可以用一个独特的视角去表达我的所感所思，继而找到我在此书中"发声"的位置。

感谢我的同事、好友及家人，他们给了我很多启发和支持，让我尽可能地了解和接触国内医务社会工作的发展现状，更多地了解一位新入职医务社工的所思所想、所需所求，感谢杨明宇老师一直鼓励我大胆尝试，感谢莫世民老师一再给予我机会，是他们让我有勇气、有机会与大家一起分享我的收获。

此书历时多年，终于有机会与大家见面，是偶然，更是必然！

叶丽平

丁蓓自序

自 2002 年于中山大学学习社会工作专业以来，不知不觉已经到了我在社会工作专业和行业中浸染的第 21 年。20 年来，目睹国内社会工作专业从零星到壮大，行业从无到有到兴旺，我也成了国内社会工作专业与行业发展的亲历者和建设者之一。

作为社会工作专业领域之一的医务社会工作，在当今中国尚属新生事物。相较于老年人社会工作、青少年社会工作等较早发展的社会工作领域，医务社会工作无论是从从业人数还是实践时间上看，都属小众。因此，更加需要越来越多的专业社工投入医务社会工作服务领域。

相对于其他服务领域而言，医务社会工作对专业社工的素质要求更高，需要大家有较好的专业知识储备、良好的沟通技巧、较强的在第二类环境中工作的能力，能够和不同的专业团队共同开展服务，具有"循证"的思维能力。

本书从新手医务社工需要具备的能力出发，循循善诱，逐条列明在医务社会工作领域需要具备的技巧，以及技巧的实际运用。希望它能够帮助初入医务社会工作队伍的同工掌握相应的技能和知识。希望它对大家从事医务社会工作服务有一定助力。亦希望有越来越多的同工加入医务社会工作服务领域！

丁　蓓

CONTENTS

目 录

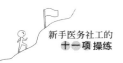

第一章

绪论　医务社会工作"大解码"

　　新手医务社工甚少受到业界的关注，他们虽接受过社会工作专业训练，但因尚未熟悉杏林生态及职场技能，担忧自身能力不足，难以处理医院病房个案，在入职初期，他们大都充满焦虑和恐惧感。笔者认为他们是极需要被重视、被理解、被关心和被支持的一个群体。

　　本书目的是协助新手医务社工了解职场适应中所面临的问题与应对方法，让他们提前知道工作过程中所能运用的资源与渠道，节省自我摸索的时间，少走弯路。对机构主管而言，针对新入职社工可能遭遇的困难或挫折，甚至是团队合作遇到的挑战，其管理者可以运用本书所建议的 11 项操练，举办在职训练，让新手医务社工了解可能遇到的困难，做好心理准备，并知道该如何克服这些困难。此外，本书也为新手医务社会工作督导者提供了明确的指引，让他们有效地协助新手医务社工适应杏林环境，为新手医务社工增能。读者在阅读本书时，如能参阅笔者的另一本著作《新入职社工的十一项操练》，那将能更综合、更全面地了解新手医务社工进入职场需要面对的议题。

　　在开启本书总结的操练之前，我们需对医务社会工作进行

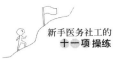
"解码"，拆解一下医务社会工作的定义、特性，医务社工的
角色、任务和需要具备的关键才能等。

一、医务社会工作的定义与内涵

（一）医务社会工作

医务社会工作（Medical Social Work）是翻译而来的名词，
用在和医药卫生有关的业务或事业领域。医务社会工作是在医
疗卫生机构中，解决患者和家属的心理、社会问题的社会服
务。医务社会工作是社会工作的一个领域，其目的在于协助患
者解决与疾病相关的社会、经济、家庭、职业、心理等问题，
以提高医疗效果，促使患者早日痊愈，协助患者预防疾病的蔓
延与复发，使其能重新适应社会，自力更生。

（二）医务社工

医务社会工作者（Medical Social Worker）（本书简称为
"医务社工"）是指受雇于医院、医疗卫生机构或医学中心等
场域，从事医务社会工作的人员。他们运用社会工作价值理念
与专业方法，与医护人员一起，评估和协助患者及其家属解决
在就医过程中遇到的有关社会、经济、家庭、职业、心理等方
面的问题和困难，整合社会资源，努力使患者及其家庭摆脱因
疾病带来的困境，以提高医师的医疗效果。[①]

---

① 蔡汉贤，等. 社会工作辞典［S］. 台北："内政部"社区发展杂志社，
2000.

（三）新手医务社工

新手（Novice）通常是对一个人职业生涯第一年的状态的统称。新手因缺少实务经验，难以独当一面地去应对工作中的需要。新手医务社工是指刚刚入职成为医务社工的人，也指那些从社会工作专业毕业进入医疗机构展开医务社会工作专业历程的学生。他们面对的是复杂且充满不确定性的"人"与"问题"，多会感到紧张与有压力。

（四）医务社工的任务

根据国际不同地区的情况，笔者整理出以下 12 项医务社工工作职责。[①]

（1）评估患者对现有社会服务的需求（如经济资助、住房援助）；

（2）评估患者因疾病、残障及濒临死亡而引发的心理状态；

（3）评估患者因疾病、残障及濒临死亡而引发的在社区内的社会、心理功能和角色的转变；

（4）协助患者作出财务安排，以满足其医疗、日常生活及其他需要；

（5）协助患者作出住房安排，例如协助安排相应的养老床位或其他床位，以满足其医疗、日常生活及其他需要；

---

① WONG C K, CHAN B, TAM V. The Role of Medical Social Workers and Their Relationship with Doctors and Nurses in Hong Kong Hospitals ［D］. Hong Kong：Hong Kong Institute of Asia‐Pacific Studies, The Chinese University of Hong Kong, 1998：34.

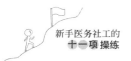
（6）在出院时转介患者获取社区服务，如综合服务和社区照顾服务、老人日托中心服务等；

（7）为患者因患病、残障或濒临死亡而出现生理、心理或社会等问题提供咨询辅导等服务；

（8）为那些因疾病、残障或濒临死亡而产生生理、心理或社会等问题的患者安排治疗性小组活动；

（9）为那些因出现生理、心理或社会等问题的患者家属提供咨询辅导服务；

（10）为那些因出现生理、心理或社会等问题的患者家属提供治疗性及支持性的小组服务；

（11）调动社区内新的资源以满足患者及其家属的需要；

（12）组织患者自助、互助，开展支持小组。

另外，不同地区的医务社工须在当地法律法规所允许的职责范围内开展工作，其中，国际通行的一条惯例是，社工不具备处方治疗权，因此医务社工需要明确自己工作的边界。

针对患者入院前后的生理、心理或社会出现的各种问题，洛伊斯·A. 考尔斯（2010）指出，医务社工的任务应包括以下 14 项。①

（1）提供患者所需的信息，作适当的转介；

（2）鼓励患者参与医疗决策；

（3）进行全面的社会心理评估，包括患者的特殊需要、喜好等；

（4）协助患者及其家属应对入院治疗所带来的影响；

---

① 洛伊斯·A. 考尔斯. 医疗社会工作保健的视角［M］. 刘梦，王献蜜，译. 北京：中国人民大学出版社，2010.

（5）指导高龄患者及其家属在出院时选择合适的养老机构；

（6）协助患者及其家属入住医院时制订财务计划；

（7）鼓励患者、医护人员及其家属参与制订保健计划，定期参加保健会议；

（8）与相关工作人员一起合作，个别化地协助患者适应新的角色和身份；

（9）利用社会工作不同的干预技巧（包括个案、小组、社区、家庭治疗等工作方法），使住院患者能继续发挥其社会功能；

（10）帮助患者适应医院病房环境；

（11）调解患者、家属和医院工作人员之间出现的矛盾与问题；

（12）改善患者及其家属因患者入医院所引起的情绪问题；

（13）认识其他支持系统，为患者及其家属联系相关资源，并作适当的转介，以满足患者及其家属对服务的需求；

（14）协助患者增能，鼓励患者为自己的福祉争取最大限度的决策权利。

综上所述，医务社工的任务应包括：在充分评估患者生理、心理及社会环境等多方面需求的基础上，为其提供住院适应、心理辅导、家庭关系调适、社会救助资源链接、临终关怀、出院准备等服务，并联合医院内其他专业医务工作者，让患者在医院内获得更好的体验和服务，促进患者的康复。

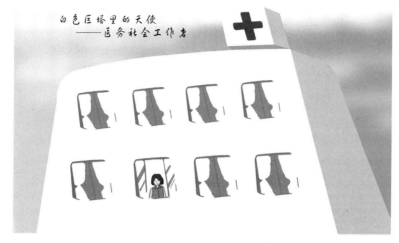

图1-1　白色巨塔里的天使①

二、医务社会工作的特性

与社区社会工作、学校社会工作、老年社会工作等不同，医务社会工作具有以下特性。

（一）多被认为是医疗学科以外的专业

学校社工多由机构外派到以教师为主体的学校，跨专业与教师合作，辅导有需要的学生。医务社工情况与之相似，在医院的医疗环境下与其他不同专业的人员合作服务院内的患者及

---

① 《白色巨塔》是一本畅销小说，作者山崎丰子用细致的笔调去窥探大学医院里的爱恨情仇；《白色巨塔》曾三度被拍成电视剧，"白色巨塔"因此在一些地方成为医院的代名词。

其家属。在医院内，医务社工属于非医疗系统培训出身的人员，在整个体系中是"少数派"。Hall（1968）在"社会工作专业组织的专业区分"里指出，医务社工和医院的关系属于他律（heteronomy）关系，是受医院其他专业支配的专业人员。也就是说，医务社工在医疗体系中容易受到所附属组织的管理与支配。①

（二）全人照顾的工作取向

近年来的医疗服务，强调全人照顾，以患者及其家属的需求为导向，提供满足生理 - 心理 - 社会（Bio-Psycho-Social）的整体性、全人照护服务，除了治疗疾病外，更需依其需求与问题启动跨专业医疗团队的合作。在医疗专业团队中，医护及其他医疗人员所扮演的角色，均着重在生理层面的照顾，为患者提供完善的医疗照护，但在家庭层面、社会层面的关怀照顾，则往往期待社工参与。

（三）工作以实证为本

循证医学（Evidence-Based Medicine）在临床医学的运用已蔚然为风，医务社工也逐渐被期待在心理层面和社会层面进行的评估与干预能具有实证（Evidence-Based）基础，这也使得医务社工的工作需在实证基础上与医疗团队与时俱进，这也成为现代医务社工的工作特色。在重视全人照顾的医疗团队

---

① 刘枭，贺彩霞 . 本土化的医务社工人才培养模式探索［C］//第三届广东社会工作本色与本土论坛文集 . 广州：广东省社会工作师联合会，2017：7 - 11.

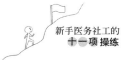

中，医院中的多数工作者较重视生理层面的照顾，也多聚焦于患者的疾病治疗与情形复原，对于心理和社会层面的关怀工作，多仰仗医务社工的参与和投入，这也使医务社工成为团队中不可或缺的要角。

（四）模糊的专业角色

王卓祺（1998）指出，医务社工的身份、职能角色比较模糊，医生及护士对医务社工的专业角色有不同意见。部分医务社工的职能与医生和护士重叠，例如，在心理或社会需求上，医生（特别是心理医生）、护士也经常为患者提供心理或社会辅导。他的调查指出，医务社工的职能不清晰，只有10%的受访医生和8%的受访护士同意社会－心理治疗是医务社工的主要工作。①

当代医疗任务越来越复杂，患者和家属的需求也越来越多元化，这也会造成医务社工在团队中角色趋于模糊。似乎只要临床工作中非关医疗的问题或需求，找医务社工总能得到满意的解答和处理，医务社工是最好找、最好用的工作人员。

（五）医务社会工作部门是个"支出性"的部门

社会工作注重受助者的福祉，大多数情况下不收取任何费用，但能提供多元化的有形或无形服务。许多医院管理者认为，社会工作部门是个"支出性"的部门，不收费，不创收，只花

① WONG C K, CHAN B, TAM V. The Role of Medical Social Workers and Their Relationship with Doctors and Nurses in Hong Kong Hospitals [D]. Hong Kong: Hong Kong Institute of Asia - Pacific Studies, The Chinese University of Hong Kong, 1998: 34.

钱。因此，医院大多不太愿意建立或扩充这样一个专业服务部门。

（六）专业工作难度较高

医务社工在医院内面对死亡、哀伤、暴力、意外伤害等天灾人祸类个案是常事。生、老、病、死更是集中在医院里，不少人一生中最困顿和最无助的时光都是在医院中度过的，而医务社工则是陪伴他们走过困境的人。医务社工协助他们客观、积极地对待疾病，适应治疗和康复生活；生理上积极配合治疗，促进康复；心理上提升自信心，积极回归家庭和主流社会。因此，医务社工的工作难度较高。

（七）患者住院期短，医务社工要快速完成工作

医务社工协助患者及其家属的时间非常短。在广州，综合医院的患者平均住院时间为 2 个星期，流动率很高。康复医院的患者平均住院时间为 2 个月①，也就是说，无论问题有多么复杂，医务社工都必须在限定的时间内帮助患者及其家属解决问题，提供支持。对于一个需要建立关系，且要与服务对象同行、助人自助的专业而言，除了要做好服务外，更要做好时间管理工作。

> 我带着两名四年级医科生到病房进行临床教学。当日病房的情况可用一个四字词来形容，那就是"惨不忍睹"。每个角落都放满了临时病床，就连安装于走廊的消

---

① 刘枭，贺彩霞. 本土化的医务社工人才培养模式探索［C］//第三届广东社会工作本色与本土论坛文集. 广州：广东省社会工作师联合会，2017：7－11.

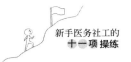
毒洗手盆都被病床拦着，要洗手也必须走到病房中央的文书工作间，这增加了防疫和控制感染的难度。每张临时病床之间只靠一块小小的移动屏风分隔，全无隐私可言。病房的同事忙得喘不过气，同一时间要处理急症、分派针药、照顾患者的需要（包括处理排泄物）、向家属交代患者的情况、填写出入院记录，等等。我不禁万分唏嘘，眼前的病房既像市场又像战场……①

上述描述的正是医务社工工作的一般环境。医务社工协助患者及其家属必须在住院期间完成个案服务工作，工作节奏快，分秒必争。

（八）服务对象分类细且多变

一般医院社会工作服务部都存在人手不足的问题，配置的医务社工大多只有5~10名。医院复杂的行政管理和超大规模的分科及层级，常常使医务社工疲于奔命。一个医务社工常常要面临不同疾病带来的各种个案。毋庸置疑，儿科、老人科、胸肺科、肿瘤科、骨科和精神科医务社工需要的服务技巧也各有不同，这大大增加了医务社工的培训难度。正如医生培养要经历全科通识教育后，再进行专科培训，医务社工也应如此。

（九）"一病人一医务社工"服务模式

为了方便服务使用者并为其持续提供所需的服务，早在

---

① 明报新闻网．吾生有杏［EB/OL］．（2018－02－19）［2022－10－22］．https://news.mingpao.com/pns/dailynews/web_tc/article/20180219/s00005/1518976346627.

20世纪末，中国香港特别行政区医务社会工作服务已采用"一病人一医务社工"的服务模式。当前，内地也普遍采用"一病人一医务社工"服务模式，不论患者是正在住院还是已经出院，都会尽量由同一名医务社工提供服务。这种方式不但可为患者提供有效而连贯的一站式个人服务，还能免去医务社工在转介个案时重复草拟、准备文件的工作，节省搜寻档案和备存记录等行政和文书工作。①

三、新手医务社工面临的挑战

新手医务社工除了承受多重压力，也面临着不少危机。与其他领域（如青少年活动中心、居家养老护理中心等领域）的社工相比，医务社工出现悲悯疲惫（Compassion Fatigue）和职业倦怠（Burnout）的概率更高。

根据深度访谈资料，内地新手医务社工第一年在职场适应中面临的冲击与挑战，可归纳为以下八项。

（一）专业认受度偏低，并不是每个人都知晓医务社会工作

医务社会工作在国际很多地区，包括中国港澳台地区都已有七八十年的历史，已获得专业认同，社会接纳度亦很高，居民对医务社工很尊重并了解其工作内容。社会工作在内地是一个新兴的行业，刚刚起步，并不是每个人都知道它，所以医务

---

① 香港特别行政区立法会福利事务委员会. 医务社会服务的提供［S］. 2002年4月8日 CB（2）491/01–02（06）号文件.

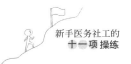

社工在工作中常被问："社工是做什么的?"即使在广州、深圳等社会工作行业发展较快的地区，对很多患者而言，医务社工也还是一个不太被了解和关注的职业，刚毕业进入病房工作的医务社工仍需面对如何介绍自己的问题。

（二）快速的工作节奏

相较于其他社会工作服务领域，医院是一个工作节奏较快、非常讲求效率的服务领域，医务社工时常面临着时间压力。尤其是处理性侵害、自杀、家暴等高危个案时，医务社工经常被要求在很短时间内完成适当的危机处理，新手医务社工必须时时刻刻都保持专注。医院内个案量大、个案问题复杂多元，因此医务社工需要耗费较多心力在个案工作上，要经常处理个案的突发状况，而突发状况的复杂程度经常会超越医务社工的专业知识与工作经验。这些压力与困难，对于初入职场的新手医务社工来说均是极大的挑战。

（三）感官经常受到冲击

在医院工作，感官经常会受到各种冲击。嗅觉方面，一进医院就能闻到一股可能是药油、消毒药水、人体气味、排泄物和其他不明东西混合的气味，挥之不去。视觉方面，交通意外、虐待、自杀等个案，因躯体被强烈撞击，损伤严重，头颅或颜面撕裂、四肢或骨盆断裂、内脏器官破损等血淋淋的场景，甚是触目惊心。对新手医务社工来说，视觉震撼所造成的内心冲击极大，且一时难以接受。除此之外，患者的呻吟、哀号、哭泣等声音也会给人带来听觉冲击，使病房、会谈室等地方经常弥漫着悲伤、烦躁、阴郁的气息。

（四）充满负能量的工作环境

上班时经常目睹生离死别，随时要提供哀伤辅导……这些都会令医务社工黯然神伤，心力交瘁。在与患者或其家属面谈时，医务社工亦需要耗费心力来同理并处理各种负面情绪和一些失控行为。对新手医务社工来说，这些挑战常令他们质疑自己是否具有足够的专业能力应对这份工作。由于工作中不断付出、再付出，难免导致职业倦怠与情怀耗竭，机构的督导者和主管人员应及时给予医务社工支持和认同，舒缓他们在工作上的压力。

（五）实务技巧不足

与个案家属会谈，尤其是初次会谈，经常会谈到生死话题。例如，对自杀个案家属来说，自杀危机事件刚发生不久，在完全没有做好心理准备的状态下，就要跟尚未建立足够信任关系的医务社工谈论自杀话题，揭露家庭中较为隐私或丑陋的部分，确有难度。处于新手阶段的医务社工，会谈技巧尚不熟练，处理自杀个案经验不够丰富，要与个案家属谈论自杀话题，就如同新兵上战场般焦虑与害怕，很难稳住气场。除了慌张、愕然，可能还会对自己的专业能力产生怀疑，产生茫然、挫折、无力等负面感受。但新手医务社工不要过分紧张，谨记：在工多艺熟的督导者的支援下，你的信心很快就会回来。

（六）生命课题的碰撞

人的生、老、病、死四个人生必经阶段与医院都有一定的联系，尤其是病、死，多会在医院解决。医院自会给人一种无

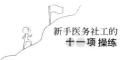

言的压迫感。进入病房后，医务社工会看到不同粗细的管子和电线把患者身体连到那些维持生命的机器设备上；帮助呼吸的仪器发出有节奏的声音；不同颜色的线条在荧光屏上跳动，数字显出患者的血压、脉搏、血氧等数据；载着红色、白色或无色液体的胶袋挂得满目都是；医务人员忙碌地工作，患者大多静静躺在床上，合上眼睛与病魔抗战。

身在病房，禁不住会问，人有什么值得骄傲的？一个人无论拥有多少金钱、名誉、地位和知识，都不能换取永不朽坏的躯体。不少患者这一刻还是好好的，下一瞬灵魂便离他而去，年轻的、年长的都一样。医务社工的生命观经常受到冲击。

（七）经常面对哀伤与死亡

辅导临终患者及其家属永远是新入职医务社工的难题。有时要和家属商讨是否撤掉维持生命的医疗仪器，让服务对象从苦痛中解脱。对个案家属来说，面对挚爱的垂死，已是痛心疾首之事，如今却要承担起决定他们"生或死"的责任，这会使家属陷入既复杂又矛盾的情绪中。而面临天人永隔的离别，对家属更是锥心之痛。在同理家属的心境后，医务社工除了提供陪伴、情绪关怀外，也要能够与个案家属讨论和面对"死亡"议题，带领个案家属完成"四道"（道谢、道歉、道爱、道别，见"操练5"）人生，以及后续的哀伤辅导。在医院接触许多死亡案例后，新手医务社工从中学到了最宝贵的人生经验，并会省思与珍惜自己的人生，不再过于计较得失。

（八）跨专业团队工作的挑战

医疗场域是个多专业共存的系统，医务社工的角色和功能需要与医疗团队共同合作方能彰显出来，因此医疗团队成员间的互动、沟通与理解，势必会影响到医疗团队的合作效益。但对新手医务社工来说，进入职场初期不仅要适应陌生且高压的医疗环境，还要与许多不熟悉的医疗团队成员合作，这可能会增加其心理负担。

新手医务社工常常要走过一段茫然失措的历程，需要边工作、边操练、边学习，不断积累经验，摸索出属于自己的专业知识。上述八项冲击与挑战，是新手医务社工入职后常要面对的问题，督导者应加以留意，及时给予新手医务社工支持和认同。

四、医务社工需要的关键才能

患者因为医务社工的专业服务而获得人文关怀和辅导，医护人员因此可以减少来自患者的压力，从而有更多精力投入救治患者的工作中。资深医务社工因为具备专业核心能力，自主度高，会受到更多其他专业人士的尊重；相反，若医务社工缺乏关键的专业才能，不仅无法为医院和患者提供优质的服务，更有可能会给医院和患者带来麻烦。

接受过系统训练且具备关键才能的新入职医务社工较容易获得医院医生、护士和患者认可。关键才能能让医务社工在瞬息万变的医疗生态中占有一席之地——你除了具备多元多样的能力，还拥有"只有你会做而别人不会做的""独特"的能力。

医务社工要具备的多元能力，涉及个人修为的基础能力、实证为导向的专业能力、与医疗团队合作的能力三个方面，医务社工具体需要的关键专业才能包括但不限于以下各项。

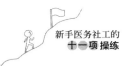
（一）个人修为的基础能力

1. 对人性的关怀

医院场景犹如人生缩影，每天都有生、老、病、死的个案，医务社工常需要陪伴患者面对生命的降临、伤病、凋零和离世，身为医务社工应对人有人性的关怀与尊重，以热忱和积极的态度去协助每个患者及其家属。

对人的关怀、尊重和同理心是一名医务社工必须具备的最基本的素养。一个对患者非常有爱心和热情的人，不管他是有经验还是没有经验的、工作非常投入还是不那么投入的，跟一个对患者没有热情和爱心的人相比，所呈现出来的效果会有很大的不同，患者及家属的感受也是不同的。

2. 保持弹性和灵活的工作态度

医疗工作充满复杂性和多样性。面对大量伤病或因疫情需要的紧急医疗照护，医务社工需协同医疗团队为患者提供实时的危机处理；针对临终患者的照顾和关怀，医务社工需提供全程、全人、全家的关怀陪伴。面对不同取向的工作，医务社工应保持弹性与灵活的工作态度，以尽专业职责。

3. 面对压力的调节能力

医务社工面对危机或紧急个案时，需在短时间内立刻回应处理，有时需在血淋淋的场面中或生离死别的情境下工作，有时需处理患者的申诉和抱怨等负面情绪，故医务社工需要具备纾解压力的能力。

医务社工要有抗压力，就是要能承受来自工作环境内某些人对自己的"责难"。例如，患者或家属的愤怒情绪，有时可能不是冲着我们，但可能因为没有宣泄渠道，就都宣泄到我们身上。

4. 自我觉察与反省的能力

医务社工的专业成长往往来自自我觉察与反省。处理每一个个案均是医务社工的一段生命经验。从个案治疗过程的陪伴与处理中，反省自身的专业角色，是医务社工专业成长的原动力。

自我觉察能力是很重要的。医务社工应经常关注自己在辅导服务对象时所说出的话，思考这些话的来源和依据及可能会带来的影响等。如医务社工不知道自己在干什么，那就可能会做出一些伤害服务对象的事而不自知。

（二）实证为导向的专业能力

1. 独立提供直接服务的能力

直接服务是医务社会工作的核心工作，也是基础工作。医务社工应持续强化自己的临床工作实务能力，除对实务技巧的熟练与精通，更需具有实证观点，重视服务的成效。

医务社工的能力和技巧（如心理评估的能力、工具的使用能力）是需要持续强化的。医务社工还需要具备带领团体的能力，懂得怎样去评估小组的需求、怎样做小组的程序设计，还有各种小组带领技巧；需要具备社区工作能力，掌握评估社区（医院）环境、问题、需求的方法，促进医院服务环境得到持续改善，加强与社区协作的能力。

2. 链接资源的能力

在以患者为中心的理念下，医院期待在对患者的全过程照顾中，医务社工以连续性照顾角色参与其中，通过资源链接协助患者出院后顺利返回原来的社区。因此医务社工需要具有链

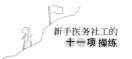
接社区资源的能力。此外，医务社工是医院为患者与家属提供福利信息的窗口，应有实时收集各项福利政策资源、实时申请或办理各项福利资源的能力。

3. 服务方案规划与执行的能力

在个案工作中，清晰掌握服务对象的需求及问题、了解问题背后的原因并因应需求规划方案，是社工的专业责任。而在医疗机构中，医院为提供多元服务，往往会承接各类方案或政府委托计划，医务社工需具有对多元、复杂的服务进行方案设计与执行的能力。

4. 良好的书写个案记录和个案病历的能力

病历是医疗团队成员真实记录医疗过程、具体呈现工作成效的一个重要方式。由于医务社工担负处理患者心理和社会问题的角色，其书写的个案记录和病历里的数据亦需提供给医疗团队作为诊断和治疗的参考。目前，国内各医院已基本实现病历电子化，电子系统可以整合各团队成员的治疗计划，病历记录也就成了医疗团队之间沟通的工具。医务社工需具有良好的书写个案记录和病历的能力，这样才能与医疗团队更好地沟通，使其他专业人士看到并重视医务社工的工作成效。在处理医疗纠纷、死因研究时，病历也是最有力的证据，故医务社工书写个案病历时不能掉以轻心。医务社工应清晰、准确和及时地做好个案文书工作，包括个案基本信息、心理和社会评估、干预计划及服务进展等情况。病历及个案记录应按照各个部门要求及时更新，并呈交给部门主管审阅。

5. 处理危机的能力

医务社工的工作就是直面危机。不论是对个人还是对家庭，疾病都是生命历程中的危机。医务社工承担着在一线处理

危机的职能，面临紧张的医患关系，如何妥善处理，确实考验
医务社工危机处理的能力。

（三）与医疗团队合作的能力

医务社工的工作伙伴离不开医疗团队，因此，医务社工需
要有与团队建立融洽的工作关系、共事及合作的能力。建立关
系需从了解每个团队的文化与特质开始，不同科室医师的训练
背景不同，团队的运作、工作气氛也不同，医务社工需以不同
的方式与他们进行沟通。[①]

要跟医疗团队合作，必须要对这个医疗团队的文化以及整
个医疗体系有一个了解，了解以后才有可能融入。与医疗团队
合作是跨专业的，因为完整的医疗会牵涉多个领域，比如说，
有些患者需要辅具，而这些辅具医院里没有，医务社工就还要
去了解这些辅具如何操作。

小　结

在很多人眼里，"白大褂"是医生或护士的代名词。在医
院里，医务社工也穿大白褂，这让社会大众把医务社工与医生
或护理人员画上等号。在社会工作实务界，医务社会工作也被
视为社会工作里最专业的领域，但在强调标准、客观、实证科
学的医疗领域，医务社会工作却是地位不算高的专业，新手医
务社工常常因此感到处于"不够专业"的边缘地位。在内地，

---

① 柯智慧. 医务社工应具备之医务社会工作核心能力初探：以医学中
心为例［D］. 台中：东海大学，2004：123 - 125.

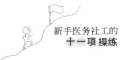

社会工作的认受度较低，一般社会大众仍不知道什么是社会工作，这使新手医务社工面对的实务环境可能更艰难，更充满不确定性。

　　新手医务社工初入职场的实战经历是极关键的，因其不仅要整合过去所学的知识，还需在第一份工作中学习新的知识与技能。因缺乏职场经验，且书本知识与实践场域间存有极大的鸿沟，新手医务社工若在服务个案的过程中，无法应对服务对象复杂多元的问题，其专业能力更容易受到质疑。这种质疑会导致新手医务社工压力倍增，并影响其自信心和对专业的热情。新手医务社工初入职场阶段，督导者就要对其多加照顾，利用本书的 11 项操练，给予他们足够的支援，增加他们的专业信心。

　　在结束此章之前，笔者邀请你参与下面附件里的两项测试［详见"附件一"和"附件二"］，包括你的专业能力和基本能力。请你就测试的各项能力进行自我评估。每个题目给 1～7 分。7 分代表目前该项能力非常足够，1 分代表目前该项能力非常不足。希望通过这两项测试，你能更全面地了解医务社工需具备的关键才能，明白自己的优势和需要继续努力完善的地方。

附件一

医务社会工作的专业能力[①]

序号	专业能力	专业能力程度 非常不足← →非常足够 1 2 3 4 5 6 7
1	将会谈技巧（含：倾听、接纳、支持、鼓励、同理、自我表露等）有效运用于会谈中，提高会谈成效	
2	帮助服务对象找到自己的长处，勇于面对自己的问题	
3	协助服务对象采取行动获得更多的权利	
4	将医疗资源与社区居民之需求作适切的连接，与医疗团队共同推动社区医疗保健工作	
5	依服务对象的问题与需求拟订适当的处置计划	
6	实时给予服务对象支持与关怀	
7	增强服务对象解决问题的能力	
8	将相关理论运用于医务社会工作实务上	
9	针对所搜集到的资料，分析个案问题之前后因果	
10	立即对受保护个案（如虐儿、家暴个案）作危机处理	
11	针对特定服务对象或目标，规划出符合期待的方案	
12	分析与工作相关之政策、法律和措施的利弊，提供修正意见	
13	具备丰富的医学知识，并运用于服务上	
14	具备与工作相关之法律常识，并运用于服务上	
15	能够协助服务对象学习因应问题的调适技巧	
16	灵活运用团体工作技巧于各类型病友团体工作上	

[①] 柯智慧．医务社工应具备之医务社会工作核心能力初探：以医学中心为例［D］．台中：东海大学，2004：123 – 125.

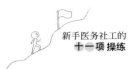
续表

序号	专业能力	专业能力程度 非常不足←→非常足够 1 2 3 4 5 6 7
17	对工作领域中所遇到的两难困境作出适当的伦理抉择	
18	从事与实务工作相关的研究工作，并应用研究成果	
19	给社会工作实习生、同事及医院同僚提供教育和训练机会	
20	对同僚给予工作上的协助	
21	能够协调医疗团队成员间不同的意见，在服务目标上达成共识	
22	了解不同文化背景的服务对象之特性	
23	运用谈判及调解技巧协助医院解决医疗纠纷	
24	针对服务对象的问题给予建议	
25	协助服务对象或家属克服因疾病引起之不适情绪	
26	能对社会工作服务输送流程提供改善策略，促进服务输送效能	
27	在不侵犯服务对象隐私权的情况下，搜集服务对象问题的相关资料	
28	对个案有适当的评估，并提出对应的介入计划	
29	能协调不同的机构，针对服务对象所需提供适切之服务资源	
30	通过各种不同的渠道开发社会资源，以满足服务对象的需求	
31	能根据服务对象的实际需要，协助转介给适当的机构	
32	做好服务对象所需资源的中介者角色	
33	能够提供医疗保健、保险及社会福利等资讯给服务对象或医院同僚	
34	对本身所服务病房内个案情况与资料皆清楚掌握	

附件二

医务社会工作的基本能力

序号	专业能力	专业能力程度 非常不足 ← → 非常足够 1　2　3　4　5　6　7
1	能对意外发生的问题随机应变，作出适当的处置	
2	不需要主管或督导协助，独立完成工作	
3	能够熟练操作计算机（含：计算机操作、软件使用以及打字技巧）	
4	在社会工作所负责的业务上有所创新	
5	能协助建立并维持与其他机构之间互相沟通、了解、合作的渠道	
6	能与团队成员共事，维持良好的合作关系	
7	能与他人有良好互动关系，获得认同和支持	
8	能有条理地表达，正确解读、回应、厘清对方所要传达的信息，并清楚表达看法，完整陈述所要告知的信息，愿意与他人双向沟通，当意见不同时也会耐心倾听	
9	能够觉察出自己在处理问题时的价值观	
10	在面临压力或不确定情境时能维持稳定的工作表现与情绪	
11	对时间作适当的分配和管理，合理安排工作之优先次序	
12	能够定期检视自己的服务成效并提出改善方案	
13	在工作或待人处世上能够接受他人的意见，并愿意作出改变或修正	
14	通过各种不同的渠道持续学习，吸收新的专业知识和技能	
15	能依年度计划完成各项目，并能依规定完成各活动方案，产出质量较佳	

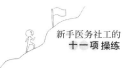

续表

序号	专业能力	专业能力程度 非常不足 ← → 非常足够 1 2 3 4 5 6 7
16	所负责方案、活动计划书皆能使用规范的表单，并能提前于规定时间呈交，内容质量皆达到要求	
17	工作上总是尽心尽力，认真负责，且能自动自觉地完成任务，成果总是超越期待，让人可以放心托付工作，且经常愿意主动承担挑战或新任务，配合到位	
18	遵守职场伦理与社会工作专业伦理，也遵从上级主管指示，遵守组织的各项工作规则与制度；如遇不合组织规范的事情，能依照机构内规定应对	
19	注重品德与自我要求，体认机构使命，为人能担当，遵守机构规定，能注重品德与自我要求，面对不合理请托，能予拒绝，不收受不当馈赠	
20	团队合作时能与他人有极佳的沟通合作，能开诚布公地表达意见，不私下议论，并乐于与他人共事，帮助同事，互动合作，总是以团队目标为主，尊重他人，不以自我为中心	

 实务"必学秘籍"（1）

认识你服务的医院

新手医务社工应该认识机构的外部环境，包括机构所在地区的经济、社会、文化、科技、生态环境、法律等，亦要认识医院内部工作环境，例如人力资源管理，每个科室是否聘用足够的人手，也要留意机构的科层问题，了解机构的专业伦理、价值观、次文化等。

医院由不同医疗专业人士组成，认识他们也不是一件简单的事。内地医院的服装比较统一，胸牌上面会标注医生的姓名和职称，所以新手医务社工需要养成看胸牌的习惯。

认识不同科室特色

很多科室都有各自特色。以下是急症室、妇产科的一个简单对比。

急症室：在周末、节假日和深夜，是急症室最繁忙的时候。服务对象有感冒发烧或肚子痛忍了一天忍不了的；也有周末、节假日开心出去吃鱼，结果被鱼刺卡了咽喉的；亦有在雨夜发生车祸的伤者；更有因天气寒冷，心血管、呼吸系统疾病发作的……

妇产科：是一个比较愉快的病房，总是迎接新生命的出生。一些大医院的妇产科，遇到好日子，更是"生生不息"！

特殊日子的"次文化"：一定要谨记，认识不同科室特殊日子的"次文化"，如在急诊室，新手医务社工必须谨记清明、冬至等节气值夜班要保持清醒，并且拜托主管安排壮实靠谱的同工搭班。

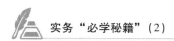 **实务"必学秘籍"（2）**

预防被病菌"欺负"

医务社工入职初期较易生病，尤其是前半年，才来上班就感冒了，康复了又感冒，然后一直感冒，较多请病假。这不是风水问题，而是细菌感染问题。新入职医务社工经常出现健康问题可能更多是由职场压力导致的。

医院虽然是"洁净"的地方，但医院也是一个细菌较多，

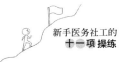
容易受感染的工作环境。医务社工担心在工作环境中被疾病感染是正常的。医院的细菌也特别"凶猛"，因为留在医院的患者常常接受抗生素药物治疗，以致细菌产生了抗药性（resistant）或耐药性，成为"打不死"的超级细菌，抵抗力不强的医务社工或探病人士，可能在医院内接触这类病菌而生病。SARS之后相信大家对病毒可以在医院传播这一事不敢再掉以轻心。

艾滋病、SARS、流感、新型冠状病毒感染等传染病流行期间，医院的确是高传染场所，医院也公开呼吁疾病流行期间，一般群众尽量减少到医院的次数，减少被传染的机会。

毕竟保持身体健康才有办法在医疗环境里工作。除戴口罩、勤洗手外，在传染病房与患者面谈时，应该与他们保持适当的距离。因为他们可能患了传染病，如肺病等。为了确保自己不被感染，医务社工应看清病历资料板上标示的传染性、与病人保持适当的距离、穿上防护服或隔离衣、避免与患者握手，尽量避免直接接触患者的血液和体液，以免感染上由血液或体液传染的疾病等。

第二章

操练 1：从"心"出发，
认识患者的情绪、心理及社会反应

一、了解患者要从"心"出发

提到医院，你的脑海里想到的是否就是：到处可见的白大褂，刺鼻的消毒水味，各式各样的药物、枕头、输液瓶，还有就是患者的呻吟声、小孩的哭声，仿佛他们都"讨厌"穿白大褂的医生、护士及其他医护人员，亦不喜欢打针服药，厌恶病房的环境，但是，患急症的人又不得不来这个让人既讨厌又恐惧的地方。

患者住院的原因及情况各不相同，一般来说，患者入院有以下途径：（1）通过急诊；（2）通过医生转介按指定日期入院；（3）其他原因。

因此，有些患者入院前有充分的准备（如预约接受手术的患者）；有些则在全无准备的状态下被送进医院（如因交通意外受伤的患者）；有些是医院的"长期客户"，经常进出医院（如长期患病的长者）；有些则从无住院经验。不同年龄的患者进入医院的反应也会截然不同，例如，幼童会显得惊慌失措，需要父母安抚或陪同才可安顿；而年长的患者则多处之泰

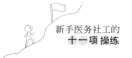

然，虽心理上承受压力，但不会过于外露。

一位医学博士因急症入住他驻诊的医院病房，角色由医生瞬间转变为患者。他回顾了这段时间在病房的经历和感受，并著书与他人分享，当中有一段这样的描述：

> 入住医院来得突然且紧急，我被移送到我自己管理的病房。在短短的 1～2 小时，我从健康、舒适的状态突然进入了毫无力量、疼痛、恐惧的状态，并且在同一个地点，由一名医生变成一个体弱被动的患者。从医生、精英、专业、医学权威、经常为患者施行手术的名医，顷刻间逆位与其他患者融为一体，变得依赖、被动、焦虑、经常要接受医护人员的指令。很多日常活动亦被禁止。我的心理、生理和社会等需要被限制和约束，属于自己的只有依赖及遵从别人为我安排的一系列疗程。[①]

患者是医疗活动的主体，理解患者入院的反应及其角色，是医疗活动及医务社工开展服务工作的前提。住院服务让人们接受一个制度性的角色——患者角色。被动离开主流社会、对自己医疗决定的话语权被贬低、生命要交托到陌生人手上，在治疗过程中时常被迫裸露身体，以及将自己的躯体交给陌生的医护人员检视、护理，感觉是无限的屈辱和尴尬。

作为医务社工，我们必须了解患者及家属在患者入院时的常见情绪、心理反应以及医务社工应具备的处置之道。

---

① 威廉·考克汉姆. 医疗与社会：我们时代的病与痛 [M]. 高永平，杨渤彦，译. 北京：中国人民大学出版社，2014：206.

二、情绪、心理及社会反应

（一）身体健康受影响

住院患者会有各种各样肉体上的不适，如疼痛、晕眩等症状，例如骨折患者会感到患处剧痛，需服用止痛药物减少痛楚；由于身体不适，患者会感到疲惫、不想和别人交谈，还会出现食欲不振、难以入睡和失眠等状况。

（二）压力冲击

进入医院或医疗机构是因为健康出现了问题，需要治疗，这给患者带来压力，他们会忧心忡忡、彷徨、害怕面对手术风险等；入住医院代表患者正面对某种健康问题，在心理上难免有"失败"的感觉。

（三）社会功能受损或丧失

入院治疗令患者暂时不能扮演原有的社会角色，影响他们的人际交往。入住医院，离开主流社会，是社会隔离（Social Exclusion）的一种，如需长期住院，更会影响患者在社会上的人际关系。

（四）工作或学业受影响

不良的健康状态、长期住院等会影响甚至中断患者的工作或学业。为减少学童在这方面受到的影响，有些慈善团体会在医院内为长期住院的儿童提供学业辅导服务，降低住院对其学

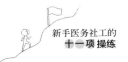

业的影响。

（五）经济负担加重

患者不能工作，收入受影响，手术及住院费用也使患者的经济状况受到影响，如果患者是家庭唯一的经济支柱，则家庭受影响的程度更大。住院时间越长，经济风险越大。因此，医务社工需转介有需要的患者前往福利机构接受经济及实物援助，以暂缓患者及其家庭的困难。

三、行为

面对上述挑战，患者会出现什么行为呢？现概括如下。

（一）倒退行为（Regression）

因患病而致身体虚弱，长者尤甚，此时患者可能会变得以自我为中心，行为及情绪可能会改变和倒退，依赖情况严重，医务社工应了解并接受患者的这种反应，因应患者的生理、心理、社会情况作适当的鼓励，提供适时的辅导。

（二）敌意或愤怒行为（Anger）

患病受伤等虽不是患者的选择，但会使患者感到焦虑。部分患者会经常展示不满、抱怨，并有批评、敌对等情绪，有些患者甚至会出现攻击性行为。这些反应多源于他们极度的无助感、被操控的病房生活及恐惧焦虑的心理等情况，医务社工应予以理解，并给予情绪支持，缓解其压力及负面情绪。

（三）沮丧及抑郁（Depression）

被动、冷漠、不合作、经常哭泣、不言不语、食欲下降、失眠、对他人不予理睬等，这些都是患者的常见反应，医务社工应给予适当的关心、重视，多用同理心及倾听技巧，为其化解焦虑，疏导其负面情绪。

（四）附带的收获（Secondary Gain）

患者在住院过程中的所得不一定全是负面的，对个别人来说可能也有意外的收获，包括——

1. 获得额外的关心

住院有时也会意外地获得很多人的关心，平时鲜有接触的亲戚朋友会来探病，表示关心，水果、食物、鲜花堆满病床旁的小柜，这都是住院附带的收获，但有时应酬到访者会令患者疲倦，无法获得足够的休息。

2. 暂时豁免工作和生活上的责任

入院治疗可以令患者获得病假，暂免工作和一些责任，也不用扮演正常的社会角色，这可让患者安心养病。此时，患者可获得医护人员细心的照顾，亲朋好友的嘘寒问暖，有时亦不用为自己部分行为负责，豁免从事超出自己能力范围的活动，以免影响康复。

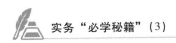 实务"必学秘籍"（3）

伴病症

伴病症又称求医癖、住院癖等，它的学名为"孟乔森症

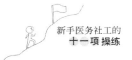

候群"（Munchausen Syndrome）。这样的一个病名听起来不是重症，但实际上真的不是骗取病假、博得同情这样简单。它是一种通过描述、幻想病症、虚构有病，乃至加害自己或他人身体，以取得同情的心理病。此疾病得名于德国的闵希豪森男爵（Freiherr von Munchhausen），此人虚构了许多自己的冒险故事，如在月球上漫步，拽着自己的头发让自己升天，等等。1951 年，一篇发表在英国著名医学杂志《柳叶刀》上的文章，第一次以"孟乔森症候群"的名字命名这种症状。

例如，某些人曾经真的因为健康问题时常住院，进而发现自己能因"健康状况不佳"而获取关心，于是之后经常在社群网站帖文写上"又住院了，别担心我"之类的话语，并获得满是关心的留言，感受自己存在的重要性，并把照顾自己的责任过渡给他人。

明明自己无法出席某个聚会，于是临时在微信群内表达因"怀疑自己感染了病毒，为免影响大家，所以不来了"之类话语。途中他又会不断发信息到群组内透露自己的病情，一时说发烧到几摄氏度，一时又说感觉好像呼吸困难，以确保聚会中的朋友不会忘记他。最好每个人为其写上一句"保重"，加上大量带有"心"形的图像。

有些人还会报称罹患怪病，是平日看不出的，但一病就像发生大事件似的，于是生活上有什么难题或棘手的事，他就会从口袋中抽出一种病，告诉你因为某种原因及压力，病症又出现了，请你此刻立即去到他跟前代他解决一些问题，否则他的病肯定会恶化。一般人认为这病是某种程度的伴病行为，目的是为获得大家的注意力（Attention Seeking）及眷顾，以患病为借口，博取同情。

伴病症具体的病因还不清楚，但生理和心理方面的问题都会对该病的形成有所影响。例如曾经有过长期疾病史，曾经在被人照顾中体会到幸福感以及经常被家长忽视的儿童等人，都容易患这类疾病。人格障碍也和该病有着很大的关联。

作为医务社工，我们经常在病房工作中遇到这种"孟乔森症候群"，我们要时刻保持警觉并分辨其中的真假。

如果患者两次三番地申明自己有病却又检查不出任何症状，同时他所列举的现象非常具体、精确，近乎于典型症状，而对其作进一步检查又会遭其反对，对其照顾却使他获得满足感，该患者就很有可能患有"孟乔森症候群"。治疗该病主要依靠心理治疗，特别是疏导和沟通。同时要加强患者和其亲属的交流，限制亲属在其患病时给予过度的照顾。①

四、病人角色

扮演病人角色者经常会被要求为治疗作出努力，好让自己尽快康复。病人亦被劝导主动寻求技术上的医疗协助，并要配合医生及医疗团队的所有医疗活动。

上述因病而得到的"好处"使患者可以豁免正常的生活责任或获得其他的"特别权利"。这些"收益"可能让患者不愿太快卸下病人的角色，医务社工须预防患者失去康复的动力，可考虑给予患者阶段性的责任及合理的期待等。

上述患者的种种异常表现对其家人或照顾者都会造成压

---

① 毕双双. 孟乔森症候群［N］. 信报，2022 – 09 – 08.

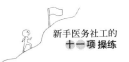

力。面对昂贵的治疗和护理费用，以及患者因疾病导致的精神和行为困扰，家人或照顾者大多也会产生严重的心理及情绪障碍，如焦虑、抑郁、担心、委屈、不安、自责、愤怒等。因此，在病房和诊室里，医务社工和医生需要与患者及其家属不断交流沟通，解释患者的异常情绪和行为可能是常见的临床症状，以平复他们的情绪。

五、隐私的剥夺

患者大都是在集体病房接受治疗，每间病房大都有 2 ~ 6 张病床，个人缺乏隐私空间，床与床之间的距离只有 1 ~ 1.5 米，有需要时只使用布帘分隔，邻床患者在排便时，患者如听觉、嗅觉正常的话也可以感受到。此外，患者在医疗人员的治疗活动中，身体各部分会裸露于医疗人员眼前，无法遮掩或逃避。在解释病情的过程中，患者会感到隐私权被侵犯。此外，在医院进行教学时，患者可能需要面对很多的医护学员，缺乏隐私感会更加强烈。医务社工在辅导的过程中，应尽量顾及患者在这方面的权利，在患者可走动的时候，可选择在个案室进行辅导，以免社会工作的保密原则受到破坏。

六、恐惧与焦虑（Fear and Anxiety）

毋庸置疑，在医院里，自己的生命由陌生的、素未谋面的医生、护士去管理，身处陌生环境，患者会经常听到邻床患者的呻吟，这类情况都会令患者难受、不安和害怕；更令患者惧怕的是失去控制身体的能力、有风险的手术、失去部分器官、身体不再是完整的等这些情况。总之，医院的一切，包括与家人短暂分离的焦虑，被动的病人角色等，都可能是患者恐惧与焦虑的来源。面对这种情境，医务社工应耐心地说明、安慰服务对象，并给予情绪支持。陪伴、同理心等支持都有助于患者及其家属消减焦虑和恐惧。这是新手医务社工要掌握的重要操练。

七、非人性化待遇

医护人员不是故意让患者得到非人性化待遇的，但医院的管理措施确实会朝这方面倾斜。

病房的环境单调乏味，不但没有家的感觉，而且有很多规则要遵守，这种非人性化、被管理感受的出现主要是选用不当的病房管理措施带来的。这些不合理的病房管理措施包括：

1. 剥夺

患者进入病房，卸下个人衣服、物品，穿上病人衣服，佩戴含个人资料的病人手环后，便会被赋予无形的病人角色。当患者身份被认定后，很多个人权利都间接地被剥夺，行为需受病房多方面的规范约束，不准随意离开病房，就算外出散步，也须获得医护人员的同意和监察。因为，在医院范围内患者的安全是由院方去 "负责" 的，最后的结果是，就算患者如厕有时也需告知医护人员，家人探视也需登记，探视时间亦只限于指定时段。

2. 资源控制

被规范使用的物品包括个人用品、床单、睡衣、纸巾。除此之外，治疗资源如超声波、血液检测、X 光检测等服务也被

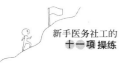
限制使用，而所有检测结果，一般医护人员都不会详细告知患者。

由于部分患者病情严重，虽面对这些非人性化的待遇，他们也会觉得是理所当然的，因为这并非他们首要关注的事项，他们更关注的是尽快康复，令病情好转，为了实现此目标，他们大多愿意遵从院方的各项安排。

3. 服从和合作

根据美国纽约市医院的一项病人服从和合作态度研究发现，癌症患者较其他疾病患者更愿意服从医护人员的指令。但因重大手术而长期住院患者的服从和合作态度较差，这可能是癌症患者对病情的不确定性感到恐惧而更依赖医疗照护所致。而重大手术患者因被告知的信息很多，且长时间住院，较为不合作、抱怨较多，甚至会变得"越轨化"。

在年龄及受教育水平上，患者年龄越小，受教育水平越高，他们在病房内的服从性和合作性越低。相反，患者年纪越大，受教育水平越低，出现不合作及"越轨化"行为越少。

医护人员大都会在工作中暗中对患者作分类及贴标签，容易管理的是"好病人"，那些啰唆、情绪化、经常投诉及争取别人注意（Attention Seeking）的患者容易被称为"麻烦病人"。

4. 限制活动

患者在医院的活动范围主要是在病房内，病房是患者主要的生存空间，是每日的所有生活场景（Total Environment）。病房内所有活动受到一定的规范约束，在病房内患者不能喧哗走动，大部分时间只能躺在或坐在病床上，离开病房需得到护士的批准，等等。

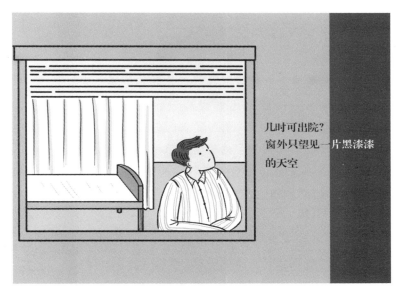

几时可出院？
窗外只望见一片黑漆漆
的天空

图 2-1　心存期盼

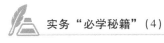实务"必学秘籍"（4）

病房慰问礼仪

医务社工慰问住院患者之前是需要作出部署的，否则会让患者不知所措。有时无心或自以为好心者，都有可能会引起尴尬，加重患者的负担。

医务社工有一定的病房慰问礼仪，务必留意以下几点：

（1）须在心里预先操练探病的过程，不要即兴或依赖机缘来开启对话。

（2）如出现感冒、咳嗽、出疹等症状，别去病房。

（3）不应喷浓烈的香水。

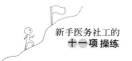

（4）遵守病房的规则、准备好名片、穿上白大褂等。

（5）进入病房前先向护士或家属告知一声，先敲门，不要硬闯。

（6）若患者正在睡觉或闭目养神时，不要吵醒他们。

（7）学会与失能的患者相处，不要期望患者容光焕发，他们可能没有梳洗整齐，脸色可能很苍白。

（8）礼貌地询问他们的病情，但不要盘问。

（9）不要追问患者无法回答的问题。比如，问"你还好吗?"不如问"你现在感觉如何?"让患者可以自由地表达自己的感受。

（10）要成为患者的支持者，说："你想聊天的话，我随时都在。""需要带什么给你吗?"等等。

（11）不要一直谈及自己，不要说："我了解你的感受……""你很勇敢，如果是我的话一定……"

（12）倾听患者的分享，不要妄下结论，不要说："人都会死。""老天自然有安排。"等等。

（13）尊重患者的隐私权、财产权及所有权，不要随便坐在患者的病床上。

（14）不管坐着或站着都不要离患者太近或太远。太近会让对方不舒服，太远他会听不到你在说什么。

（15）说话不要太大声或太小声，留意语速、音调等。

（16）不要逗留过久，在 3～5 分钟内完成最理想，只要有足够时间表达你的关心就可以了。

（17）不要在患者面前和护士窃窃私语，让人感觉好像有什么秘密似的。

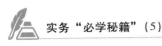

实务"必学秘籍"（5）

系统脱敏疗法

许多患者都有对某些特定事物感到恐惧、焦虑或敏感等的经历，而系统脱敏疗法以渐进的方式建立一套疗程，其中每一个步骤都以制约方式使得被治疗者对这些事物的恐惧、焦虑或敏感稍微减弱，在疗程结束之后，患者将不再对这些特定事物感到恐惧、焦虑或敏感。以下是一个案例。

> 服务对象的腿因多处骨折被包扎至大腿。她告诉医务社工她是怎样踩进路边那个窄洞、如何狂乱地扭动尝试把腿拉出来，这导致腿部折断了好几处。她也告诉医务社工整条腿都被包扎起来的感觉、最后协助她把腿从洞里拉出来的人是谁、医生如何治疗她的腿、现在有什么感觉、预计何时可以康复走路……

服务对象不单说明发生了什么事，在过程中她用双手和剩下的一只脚生动地去演绎整件事，手舞足蹈地对事件进行轻松的、巧妙的讲叙。其实，她是在"重新定义"这次可怕的经历，将之变成一则吸引人的小故事，一而再、再而三地讲给每位访客听，以帮助她平复创伤。行为心理学家把这种过程称之为"去敏感化"（Desensitization）。她对事件的正向叙述会很有价值，像是在建立一种自我防御机制。医务社工应加以聆听，因为这是患者需要的，好让她有足够的时间重新认识困难和遭遇，并学习放松，减少焦虑。

系统脱敏的方法可分为三个主要步骤。首先，患者要识别

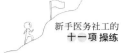
出导致其恐惧、焦虑或敏感的事件。其次，学会在想起该事件时放松，包括冥想在内的放松训练是较好的应对恐惧和焦虑的策略之一，因为一个人不可能在同一时刻既放松又焦虑。最后，在患者想到受伤过程的恐惧时，医务社工应鼓励患者正面地反应，去取代当中的糟糕情形。

第三章

操练 2：认识住院历程及医务社工
在各阶段的任务

排列整齐的病床上，躺着一个个患者，不时发出一阵一阵的呻吟声。病床上患者的脸上没有笑容，更多的是无奈、等候、苦恼及痛苦，陪伴在病床一侧的亲人看上去也和患者一样憔悴。

从作出住院的决定那一刻起，患者从住院前期、住院当天到入住医院后，不同阶段有不同特征和需求，医务社工也要会因应患者不同需求而衍生不同的任务。

一、住院治疗的决定

住院多是因突发性的医疗需要，如意外受伤、身体不适、突发重病、旧病复发等，也有在毫无准备下经急症室医生诊治后而被安排住院的。

对预约住院治疗的患者来说，决定住院是一个痛苦的决定，因为很少有人愿意住进医院。住院是一连串的思考和决策过程，包括疾病的发生、医院信息的取得、医生的介入、比较多家医院的服务、考虑各项因素至作出最终的选择。

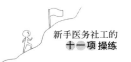
二、住院前期

（一）患者的内心挣扎

住院的患者多会感到焦虑、恐惧。心理学家罗洛·梅（Rolls May）认为，焦虑是由于无法了解自己所处的环境及对未来的环境无法掌握所致。Thomas（2008）亦指出，入住医疗机构的患者都会出现恐惧的情况，因为他们知道自己正步向危机，甚至死亡。①患者会思前想后，考虑的内容包括：到哪

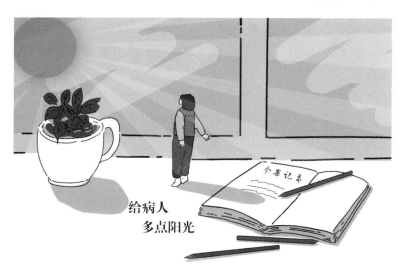

图3－1　给病人多点阳光，降低不适感

---

① THOMAS W H，M. D. 安养机构管理［M］. 吴君黎，译. 台北：五南图书出版股份有限公司，2008：3.

一家医院求诊更合适，该院的设备、技术如何，病房有多少人住在一起，同一病房的病友是否能接纳我并融洽相处，我是否有能力支付治疗费用，医院是否提供合适的食物，一名护工对应照顾几位患者，其服务水平怎样……这一切都是患者可能想要了解的信息。

除忧虑外，患者此时可能因身体有问题、健康水平下降等而产生无力感、无助感，也会感觉自我形象降低，入住医院病房，使他们感到无奈、矛盾和羞愧（Shame）。他们被安排入住到陌生的医院环境，可能会感到害怕（Fear）。对一些患者来说，特别是长期病患者，他们亦明白身体健康问题须及早处理，不然会成为家人的"累赘"，令子女感到不安，故多会无奈选择到医院去求医治疗，接受手术。

（二）医务社工的适时介入

Nay（1995）指出，患者觉得住院是完全被动的、受人摆布及自己没有选择机会的，他们会觉得入住医院代表生命出现危机，要面对一定的风险，对未来没有以前那样乐观。[①] 短暂离开熟悉的家，离开居住的社区而住院肯定会带来生活上的转变，如处理稍有不当，住院过程将会给患者带来焦虑和自我价值受损等激烈的情绪波动。对患者及其家属而言，在住院这一阶段大都感到无助和不知所措，并会认为医务社工的专业介入是必要的。这时，医务社工可以担当患者家属的咨询者、辅导者、教育者、仲裁者及倡导者等角色。整个住院过程中，医务社工也是各类资源的联系者。在医院病房初步接触服务对象

---

① 高淑芬. 老人护理学［M］. 台北：永大书局，2000：10－11.

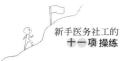

时，医务社工的首要任务是危机管理，先要评估患者的情绪，看患者是否适应病房的环境，了解患者的健康问题、家庭状况、照顾者能力等因素。可协助他们应对危机，从而作出适当的辅导及跟进。

（三）与家属的工作

一个人生病，牵涉的范围是整个家庭，需要各方面的社会服务来支持。医务社工必须能够从整个家庭的需求角度出发，为患者和其家属链接适切的社会服务资源。

患者住院，家属会面临经济压力，会产生各式各样的问题。例如，之前没有妥善照顾患者，令患者病情恶化入院，家人此时可能会感到内疚，特别是慢性病患者家属；患者被送往医院，也会引起其他亲朋好友的担忧。

但将患者送往医院接受医疗照顾，除可减轻照顾者的照顾压力，还能让家属更为放心，同时还可能减少家庭照顾者的工作，让其得到一定的休息。

（四）住院过程中的情绪支持

被移送到陌生的环境、面对一连串的治疗活动、手术风险、与素未谋面的人住在同一病房等，生活将充满不确定性，这都使初入院患者产生焦虑、恐惧、失眠等反应。医务社工在该阶段应该做的，除了资料搜集、个案诊断、危机管理，还须因应患者情绪状态作出实时辅导，同时也须鼓励患者与医院医务人员进行直接接触和沟通，了解自身病情，减少不必要的忧虑。

医务社工第一次接触患者时，应对其多加关心安慰，除情绪支持外，亦要协助患者对医院的各项安排有更为具体的认知，了解医院内的生活细节、硬件及软件设施等，让患者平复心情，尽快安顿下来，对治疗有事半功倍之效。患者观察到同类患者在病房的生活，可以增强他们的信心，理解"不只是我自己一人面对这样的情况"。当然，并不是每个患者都可以顺利进行沟通的，部分患者会因身体严重不适无法沟通，或因心情不佳而没有意愿沟通。

三、住院当日

对患者来说，入住医院那天是难忘的一天。他们很容易产生情绪问题，心情不佳，在这种情况下，非突发性住院的患者最好由家人护送前往医院，并提供到院的交通工具。经验告诉我们，一般患者出门前，总有很多琐事要考虑。部分人要收拾毛巾、牙刷等日用品，也有部分患者可能会携带过多物品，使病床边的小柜无法容纳，最后要让家人带回家。那些因突发性疾病，仓促间被送进医院的患者，会毫无准备，连家人都来不及通知，日用品也来不及携带。现代医院大多设备齐全，对一般患者的日用品等皆有供应，患者也许什么也不需要携带。总之，因人而异，琐事不少，但医务社工大概要从以下几方面考虑问题。

（一）时间控制

对已预约住院者，应按原定治疗计划入院。当天家人应允许患者有足够时间在家整理行装，不要过分催促、打扰，但亦应抓紧时间，在约定时间到达医院。患者当日心情复杂，如医务社工在当日接触患者，面谈内容应尽量简单，避免过于繁

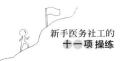
复，不要使患者感到烦躁。

部分医院的住院手续办理起来往往要用上不少时间。住院手续包括搜集患者资料，重新登记他们的姓名、地址、籍贯、紧急联络人姓名、过往病史等，并会重新量血压、记录心跳和脉搏、记录可能过敏的药物等；也会在当日签订有关服务协议，解释密密麻麻的服务条款等，这些在很多患者那里是不必要的，部分程序可以在预约住院时办妥，或在日后补做。需要指出的是，很多患者住院前会因思前想后导致失眠，甚至精神不能集中，在住院当日，不应使他们过于疲累。

医务社工应尽可能提前告知患者住院的程序安排，给予患者合理化建议，鼓励患者家属代为办理，以避免患者过于疲累，影响病情。

（二）接待安排

不论是急症或是预约安排住院的患者，如在进入服务时得到亲切的照应，将会降低他们的忧虑及不安，他们将更容易适应医院的环境。入住医院时患者需要记很多东西，例如，要认识主要的医疗人员、病友，要记住重要设施（如厕所、病床号码、浴室等）的位置，更要知道手术安排，要一下子记住这些内容，对患者来说可能会是一个很大的负担，故在这方面要小心安排，按部就班，不要操之过急。

医务社工应主动询问值班的医护人员，提前了解病房床位的安排。知道将有新的患者入院时，鼓励医护人员多加照应；医护人员亦应提前通知病房的护工有关患者到达的时间、患者病情、需要准备的医疗器材等，亦需要为住院患者预备好床褥及病号服等。

四、适应阶段

Brooke（1989）将长期住院患者适应医院内生活的过程分为 5 个阶段，分别为无组织期、重新组织期、建立关系期、稳定期和恢复期（详见表 3 - 1）。[①] 在住院过程中，患者的身体功能出现各种改变，包括特殊情况的发生，病情反复等，这会使患者重新回到第一阶段的无组织期，所以适应医院生活过程可以是一个动态的循环过程。医务社工必须小心应对患者的需要，适当加以辅导。按 Brooke 的分析，各阶段患者的反应及适应所需要时间如下：

表 3 - 1　患者适应医院内生活 5 个阶段的具体情况

适应阶段	身心反应	适应时间
无组织期	患者接受生病的事实，开始扮演病人角色。患者的行为变得以自我为中心，对周围其他事情的兴趣降低，因为需要依赖他人同时又怨恨此种依赖行为，情感显得矛盾，会特别注意身体上的一些变化。此时患者身体、心理上也会出现迁居综合征，患者必须处理和思考过去与现在所接受的治疗及疾病引起的忧虑	有 90% 的患者需要 2 ~ 5 天度过此时期
重新组织期	患者会开始寻找留在医院的意义和自己可以接受的留下来的理由，探索并询问主治医生、护理人员等多有关手术、住院相关的问题，尝试解决在新环境中生活所面对的挑战，开始接受诊断和忍受治疗所带来的不适与限制	一般需 1 周或 1 周以上时间方可度过此阶段

---

① BROOKE V. Nursing Home Life：How Elders Adjust［J］. Geriatric Nursing，10（2）：66 - 68.

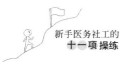

续表

适应阶段	身心反应	适应时间
建立关系期	患者在术后安顿下来，会寻找医院中与自己比较投缘的病友和照顾人员，较为积极地与之建立依附关系，同时也重新建构与家人之间的关系	2 周以上
稳定期	开始建立与医院间的联结，也会帮助新入住的患者去适应医院环境，与医护人员合作以恢复健康，并做出院准备	2 ~ 3 周或以上（视具体情况而定）
恢复期	患者个体放弃病人角色，扮演健康者角色。患者随着体力的恢复而逐渐变得独立，自主且愿意积极参加康复活动，可以自己多作一些决定，并逐渐增加对周围事物的兴趣，表示自己已在康复之中	约 1 个月或以上（视具体情况而定）

高淑芬（2000）指出，如没有充分的准备，患者住院会出现各式各样的负向反应，约有 60% 的患者在住院一周内会出现生活和思维混乱的情况，并出现失眠、失去食欲、疲倦、经常流泪等现象。[①]

适应阶段患者的身体、心理等一般会出现以下反应：

（一）身体反应

有研究发现，刚住院的老年患者除原有疾病症状外，在生理上会出现健康水平下滑、活动量减少、跌倒率增加、卫生习惯改变等情况。但 Holzapfel，Schoch 和 Dodman（1992）研究发现，部分患者住院后的心智功能有显著进步，简易心智状态测试的得分显著上升，因为环境中有足够的刺激时，可增加他

---

① 高淑芬. 老人护理学 [M]. 台北：永大书局，2000：10 – 11.

们心智行为的反应。[①]

（二）心理反应

住院患者面对的都是陌生、不认识的面孔和名字，日常生活的作息、环境等都需要摸索和适应，并会出现"孤单"的感觉，成为其神经紧张的最大诱因。北美医护诊断协会（North American Nursing Diagnosis Association）于 1992 年提出了"迁居综合征"理论。该理论指出，患者入住医院会出现焦虑、沮丧、意识混淆、忧郁、寂寞等主要症状，发生率为 80% ~ 100%；次要的症状包括言语表达不愿住院、睡眠不好、饮食不习惯、依赖性增加、烦闷不安、体重改变等，发生率为 50% ~ 79%。[②]

患者正式住院后，把生命和生活交托到医院员工手上，患者的生活习惯被动改变了，他们既要适应陌生环境，又要面对手术、治疗等的压力，因此需要时间去调适才可以安顿下来。由于生活大小事务都由别人代为决定，此时患者可能会有"失去自主（Loss of Control）"的感觉。

（三）社交反应

在病房生活的患者因身体不适或疾病，导致与他人建立关系的动机减弱，会出现退缩、被动、敌意、依赖或拒绝与医护

---

① HOLZAPFEL S K, SCHOCH C P, DODMAN J B, GRANT M M. Responses of Nursing Home Residents to Intra – institutional Relocation [J]. Geriatric Nursing，13（4）：192 – 195.

② MIKHAIL M L. Psychological Responses to Relocation to a Nursing Home [J]. Journal of Gerontological Nursing，18（3）：35 – 39.

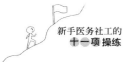
人员配合等行为，因此，医务社工在患者住院后应加以辅导，留意其身心社灵的需要，提供合适的服务。

五、出院及退出服务期

青少年福利院的服务使用者在入住福利院后，福利院社工便要为他们制订出院计划，积极地辅导其家人，改善家人与青少年的关系，为青少年返回主流社会做准备。同样，医院的医务社工在患者入院时，便须开始为患者在治疗完成后结束服务及返回主流社会做准备。

患者出院有多种模式，包括死亡、转移到其他医院或疗养机构、康复回家等。怎样处理患者的死亡及临终关怀将会在后面的章节作详细讨论；至于需要转移到其他医院或疗养机构或离院回家的患者，他们将会重新经历 Brooke 所说的 5 个适应阶段（见"操练 2"），医务社工需要处理患者因转移到新的机构或回家所产生的各种照护上的焦虑、恐惧等问题。

小　结

病房内患者的生理、心理和情绪变化万千，专业的医务社工应能有效地协助患者解决病房内基本生活、护理、社会、心理等实际问题。在介入过程中，医务社工会在病房内执行与个案有关的家属工作、小组工作、社区工作、行政管理工作等，但医务社工并非完全独立的工作者，在工作过程中需与院内其他工作人员一起为患者提供服务。

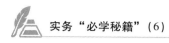 实务"必学秘籍"（6）

学会读懂病历

病历（Case History）记录了患者的基本病情和治疗经历，包括各种诊断治疗文书、医学影像、检查、检验结果等，它是医护人员对患者疾病的发生、发展、医疗检查、诊断、治疗等医疗活动过程的实时记录。计算机普及前，病历多是手写的，由于医护人员的字体不同，加上在分秒必争的环境下填写，故字迹多较潦草难认（见图3-2）。所有病历都是按规定的格式填写，它是诊断疾病、处理医疗纠纷、研究患者死因的法律依据。

医务社工需要学会看懂患者的病历资料。因为患者最新的病情数据都会在病历上显示。有时候，患者对医生所说的情况与患者对医务社工说的有出入，看病历可以帮助医务社工更精准地掌握患者的真实情况。由于病历有很多医学术语和其他专业名词，医务社工必须尽快学会读懂病历。

病历也是与医疗团队沟通的工具，医务社工应细心阅读服务对象的病历。有时患者的治疗计划、心理社会评估、医务社工的干预计划及服务进展等情况也须存放在病历内。

谨记：医务社工书写个案病历时不能掉以轻心，应清晰、准确和及时做好，这样才能与医疗团队沟通，使其他专业人士重视医务社工的工作成效。

目前，国内大部分医院已经落实了电子病历制度，所有诊断均在电脑上完成，所以跟着查房的你，需要事先了解相关患者的情况，并将重点情况记录下来。

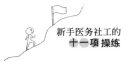

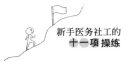

图 3-2　过往香港医生手写的病历

住院病人床尾卡

科室	姓名	年龄	性别	床号	入院日期	住院号
诊断			过敏史			
科主任		护士长		主管医生		责任护士

图 3-3　住院病人床尾卡

　　图 3-3 是一张空白的住院病人床尾卡，从这里面可以看到患者的基本信息、疾病状况，以及相应的负责人，医务社工要学会利用床尾卡上的信息，尤其是要记住病人的主管医生和责任护士，在有需要的时候，他们会是医务社工的好伙伴。

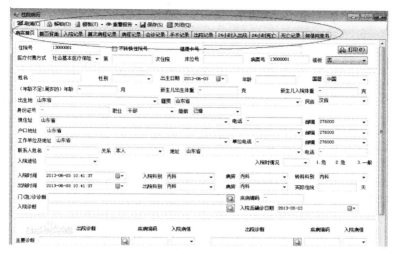

图3-4 电子病历

这是目前内地常用的电子病历（Electronic Medical Record，EMR），通过这个电子病历可以发现，相对于传统病历而言，电子病历的信息更加完整，它包含了患者的全部信息，可以让大家看到患者的整体医疗过程和相应的处遇，是一个动态、全景图式的记录。图3-4画圈部分是患者不同的信息资料的集合，包含了病案的基本信息（首页）、入院记录、历次病程记录、会诊记录（有无和其他专科共同开展诊断）、手术记录（手术的情况）等。同时，电子病历还能查阅相应的报告以及出入院的情况。对于新手医务社工而言，需要花一定的精力学习阅读电子病历，学会使用电子病历中的信息。

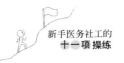
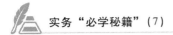

实务"必学秘籍"（7）

病房查房技巧

每天定时巡视病房（Ward Round）中的患者（以下简称：查房）可帮助医生、医务社工获得更系统、更深入的患者病情信息，也有助于增进医务社工与医护人员之间的跨专业合作和交流，以便全面了解和评估患者的真实情况与需求。

医务社工必须掌握查房技巧。查房有两种：

1. 医疗团队查房

医疗团队查房简称"医生查房"。医疗团队查房多在早上9时左右进行，由病房主管医师带领病房的其他医生（包括实习医生）、护士及医务社工等进行。查房的目的在于问诊、了解患者状况、治疗进度等，还会根据需要现场进行一场简单的个案讨论和跟进分工会等。医务社工必须提前做好准备，例如对每张病床患者的家庭背景、主要照顾者能力、社区支持系统、居住环境等有一定的认识，并对该病房处理的疾病有一定的了解，例如疾病会引发哪些社会、心理、情绪等问题，否则会出现尴尬的场面，也凸显不了社会工作服务的专业地位。

医务社工在查房前必须做好准备工作：经医院授权在医院内部网络查阅患者的电子病历，了解患者的年龄、性别、居住地点、被诊断的病症、就医经历、治疗计划、家庭情况等，不然的话就难以彰显社会工作服务的专业地位，难以顺利与其他专业合作。

2. 病房慰问（Comfort Round）

患者出不来，医务社工就要走进去！

病房慰问是非正式的查房，多在早上进行，医务社工可单独到病房探望每一位服务对象，道声早安，问候他睡眠质量如何、病房温度是否合适、今天感觉怎样……目的是拉近与患者的距离，增进工作关系。病房慰问已成为医务社工日常工作流程的一部分。医务社工与患者多接触有利于工作的推进，有利于增加患者的信任及满意度。

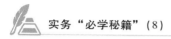 **实务"必学秘籍"（8）**

白大褂高血压征

"白大褂高血压征"（White Coat Hypertension）又被译为白袍高血压、诊室高血压，或"白袍效应"，指的是很多人在家里血压一直都是正常的，可是一到医院就血压高。为何到医院就会血压高？这是由于对疾病的未知，或者怀疑自己得了大病，一到医院，患者全身交感神经应激反应，血管收缩，血压上升。但也有人是因为看到医护人员穿着白大褂，觉得有一种距离感，也会比较紧张。

美国费城宾州大学对包括来自美国、欧洲和亚洲等地共64000多人的研究发现，罹患有白大褂高血压征的人发生心脏病和中风的风险，比没有白大褂高血压征的人高出 36%，而且死于心脏病的概率也高 2 倍。但是，对于有白大褂高血压征的人，若服用降血压药，发生心脏病的风险就不会增加。这一研究成果刊登于 2019 年 6 月 18 日的《内科学年鉴》（*Annals of Internal Medicine*）。

白大褂高血压征被认为是介于正常血压和高血压病之间的

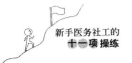

一种状态。可能是因为压力增大所致，有些人因为条件反射或其他原因，一看到穿白大褂的医生就心里紧张。

通常医务社工也穿白大褂，在接见患者或其家属时也可能会令他们紧张，让他们有压力感。医务社工应该保持警觉，协助服务对象放松，才可以正常和他们沟通，提供适当辅导。

第四章

操练3：患者权益再重温

专业医护人员普遍得到患者的信任和尊重，患者非常倚重有专业知识的医生，但事实上，他们双方的"权力"并不对等，加上治疗过程隐含风险，失误和投诉事件时有发生，这说明认真对待"患者权益"非常重要。医护人员和患者清晰明了双方权益，加强沟通，有助于增强医疗护理的成效。患者明白自己的权益与责任，积极与医护人员沟通，也有助医疗服务的开展。

入住医院后，患者的生活方式难免有所改变，至少患者要遵守医院病房的所有规定。但作为患者，他们也有一定的权利和义务。一些学者及维护医院患者权益的团体认为，患者调整生活方式并不表示必须放弃自己的权利。患者应了解自己拥有的权利，并要充分享有和维护自身的权益。患者在医院内有什么权益、这些权利和义务如何被界定、如何把这些权益纳入医院日常医疗活动中，这是本章探讨的重点。

一般患者不太关心自身的权益，不会主动争取自己生活的掌控权，对病房生活不太积极参与，亦十分被动。其中原因并不难理解，主要是患者体弱、饱受疾病摧残，常常无争取自身权益的意识和能力，加上与医院职员相比，他们多处于一个信

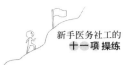
息不对等的不利位置。大部分医院的患者相信他们表达的要求以及争取改善治疗的建议，多半不会获得理会，更不可能带来任何改变[①]。

事实上，与住院患者交谈时，医务社工经常能听到他们的抱怨：

"只有我一个人发声，他们假装聆听你的要求已经是很给你面子了，最后都会不了了之。"

"这里是由医护人员控制的，他们只爱听他们喜欢的意见。"

"不要有太多意见了，惹怒他们就会很麻烦。"

"我病了，无力再争取什么。"

上述抱怨，印证了患者因疾病会产生无力感与无助感。在现实生活中，大部分患者及其亲属都担心在争取权利或要求改善服务后，可能会受到医院职员的刁难和报复。

一、患者的基本权利

患者在院期间应享受到的权利很多，大的方面有被医治的权利、生命安全、健康维护、衣食住行的照顾等，小的方面有个人财物安全、不被骚扰、隐私保障、能看自己的医疗报告等。美国在 1987 年通过的 *Omnibus Reconciliation Act*（《综合和解法案》）指出，患者的基本权利最少包括 8 种：被完全告知

---

① KAUTZER K. Empowering Nursing Home Residents：A Case Study of Living in for the Elderly（LIFE），an Activist Nursing Home Organization［D］//S. Reiharz of G. D. Rowles. Qualitative Gerontology，New York：Springer.

的权利，自由参与的权利，依自己的意愿作选择的权利，拥有隐私权与保密权，享有尊严、自由和被尊重的权利，自身安全及财产得到保护，居住逗留的权利以及投诉的权利。①

很多医院都有自己的患者权利说明，目的是向社会大众解释本医院患者应有的权利和义务。了解自己的权利与义务，与改善患者和医护人员的关系以及促进医疗护理成效是相得益彰的。医务社工对患者的权利和义务不可不知，不可不尊重。

概括起来，医院患者应有以下权利。

（一）隐私权

患者有权就个人的隐私、尊严、宗教信仰及文化信念获得尊重。患者的信仰及意愿，在不损害其他患者或护理人员权利的情况下应得到尊重。医院的设备和环境皆不相同，但各医院应尽量保障患者获得最低限度的隐私权。此外，院方应对患者个人资料保密，在正常的情况下，未征得患者的同意，医疗机构不得向他人透露患者的资料。患者在治疗过程中透露的资料，医护人员都应予以保密，未经患者本人同意，不得向第三者披露。以前，患者的病历牌板会直接放于病床末端，方便医生随时查阅，不过，现在很多医院已取消了这样的安排。但医生可以将患者资料透露给其他参与治疗的医护人员，以协助治疗患者的疾病。

①　COX E O, PARSONS R J. 老人社会工作：权能激发取向［M］. 赵善如，赵仁爱，译. 台北：扬智文化，2001：271 - 291.

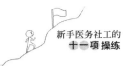

（二）医疗权

患病时，患者有权获得符合认可标准的医疗护理服务。

（三）知情权

患者有权预先知道有关医疗服务及其收费、收费详情及其个人照护计划等。患者有权知道自己的病情、需接受的检验、治疗方法及成效等。患者有权知道处方药物的名称、效用及其可能产生的副作用。医生处方的药物必须写上患者姓名、药物名称、剂量、服用方法及应注意事项等。在进行任何检验或治疗程序前，患者有权知道其目的、危险程度及有无其他替代方法。

（四）申诉权

患者有权向院方及有关政府部门提出申诉，并应得到迅速而公允的处理。很多误解往往是由于患者与医护人员之间沟通不足所致。患者应了解及行使自己的知情权，并与医护人员保持沟通，以便了解病情及治疗经过，减少不必要的误解。如有疑问，患者应该向有关的医护人员、诊所或医院询问，并了解情况。若患者最后还是不满医院有关方面所作出的解释，可以作出投诉。

（五）自决权

患者的意愿应得到尊重。在不影响个人健康及生命安全的情况下，患者有权接受或拒绝任何服务，并获知其决定可能会引起的后果。患者有权征询不同医生的意见，再决定接受哪一种治疗方法；患者也有权决定是否接受医生的建议。但患者如拒绝接受医生的建议，应清楚明了其决定的后果，亦应对自己的决定负责（详情请参阅"附件三"）。

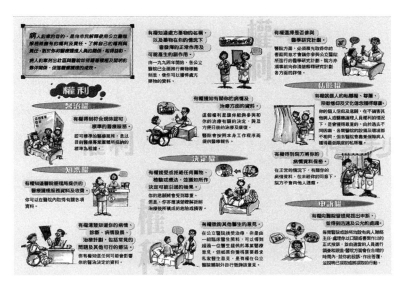

图 4-1　香港医院管理局新界西医院联网出版的《病人约章》[①] 挂图 1

二、儿童患者的权利

儿童患者权利包括：[②]

（一）尽可能让儿童患者在家中或白天在医院接受治疗，只在必要的情况下才住院治疗。

（二）儿童患者应有让他们的父母或监护人陪伴在身边

---

① https：//www. ha. org. hk/pwh/content/comm/patientchartermultimedia_c. htm.

② 欧洲儿童医院协会资料。

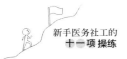
的权利。

（1）院方要尽可能为儿童患者的父母或监护人提供留宿设施，并为儿童患者的父母或监护人留宿提供协助。

（2）儿童患者的父母或监护人不应该承担额外的费用或遭受收入损失。

（3）院方应鼓励父母或监护人参与照料儿童患者，让他们知悉病房的运作，好让他们能参与照料儿童患者的工作。

（4）父母或监护人会得到有关儿童患者病情进展的资料，儿童患者亦会得到与其年龄相符或其理解能力能接受的解释，知悉自己的病情。

（5）医护人员会采取适当措施尽量预防或减低疗程对儿童患者身心造成的困扰。

（6）儿童患者及其父母或监护人可参与决定与其病情有关的治疗，并在决策过程中会获得充分的数据。

（7）每个儿童患者都应受到保护，免受非必要的治疗和调查。

（8）儿童患者被安排与有相同照顾需要的儿童一起接受照顾，不应入住成人病房。

（9）医院不应对儿童患者病房的访客有年龄限制。

（10）院方应按儿童患者的年龄和状况，让其有充分的机会玩耍，参与文娱活动和接受教育。病房环境的设计、布置、扶手和设施亦要切合儿童患者的需要。

（11）儿童患者应由曾接受训练且有适当技能的医护人员照料，以能够适当地满足儿童患者及其家属或监护人的身心和成长发展的需要。

（12）医疗团队应确保儿童患者能获得无间断的医疗护

理服务。

（13）儿童患者会得到专业的照料，他们的隐私在任何情况下都应得到尊重。

三、患者责任

疾病治疗很多时候要靠医生和患者的配合，在重视患者权益保障的同时，患者也有相应的义务。患者的基本义务和责任包括:[①]

（1）向医护人员坦陈病情，包括病情、过往病史和其他有关情况；

（2）遵从医生提出并经自己同意的治疗程序；

（3）不要求医护人员签发不准确的病历资料、病假证明书、收据或医疗报告；

（4）遵守医院或诊所规则，尊重医护人员及其他患者的权利；

（5）交纳所需费用；

（6）征询保险公司（如有），了解保单保障范围。

四、维护患者权益的方法

患者要维护自身的权益，单凭患者、家属、患者互助组织的力量并不足够保证患者享有自由和被尊重的权利。患者一般

---

① 明德国际医院. 病人权益及责任 [EB/OL]. (2017–08–26) [2021–08–09]. https://www.matilda.org/zh/compliance/patient–rights–responsibilities.

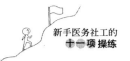
都是保守型的，认为入住医院是"有求于人"，对很多不合理的事物都会逆来顺受，不大理会自身的权利，亦不计较会得到何种待遇。有什么方法可让患者提升他们对自己权利和责任的重视呢？在这方面，医务社工可为他们赋能（Empowerment），以下是一些地区的做法，可以借鉴。[①]

例子一：

香港医院管理局制定《病人约章》，清楚介绍患者的权利与义务，并印制了大量的海报、宣传单，放在医院及病房比较显眼的地方，方便患者取阅。根据现有的《病人约章》，患者的责任包括：

（1）病人应向医护人员提供有关自己病情、过往病历及其他有关情况的真实资料；

（2）对于经双方同意的治疗计划及程序，病人应与医护人员合作；

（3）病人不应要求医护人员提供不实的病历资料、病假证明书、收据或医疗报告；

（4）病人有责任向提供服务的医生或医疗机构缴交所需的合理费用；

（5）病人应遵守医院或诊所所制定的规则，尊重医护人员及其他病人的权利。

医务社工、病人与医护人员应该尊重病人权利与义务，并

---

① 香港特别行政区卫生署及香港医学会资料［EB/OL］（2015 – 03 – 12）
［2021 – 03 – 12］. http://www. mingpaocanada. com/tor/htm/News/20150312/HK –
gfk1_er_r. htm.

付诸实行，加强各方的沟通及了解，以提高医疗护理成效。

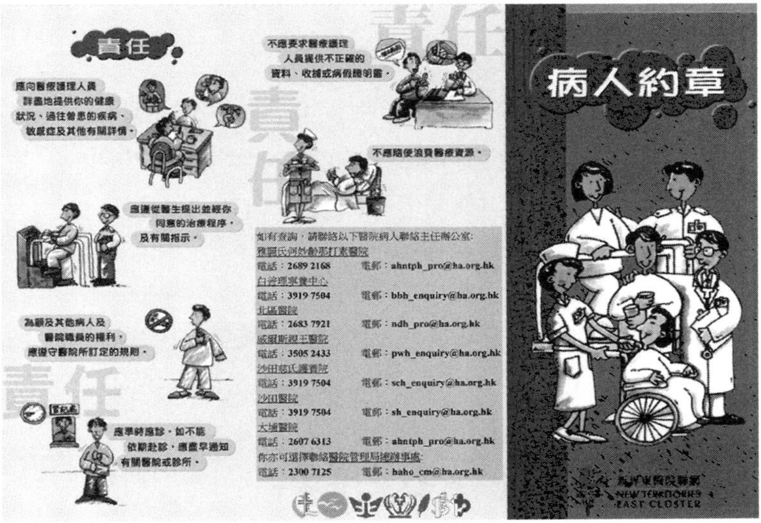

图4-2 香港医院管理局新界西医院联网出版的《病人约章》挂图2

例子二：

Virginia Fraser（1990）设计了一套游戏卡，名为"病人权利宾果游戏卡"，把患者在疗养院或医院生活享有的75项权利，用生动浅显的文字和图片印在宾果卡上。宾果（Bingo）卡是机构经常使用的集体游戏，香港的机构也很流行使用这种卡游。常见的宾果卡是5×5形的，即5行5列，对应B-I-N-G-O，5个字母。宾果卡胜出的方式有三种，即在垂直、水平和对角线中的任何一条直线上连成B-I-N-G-O即可。在游戏中第一个连结成功者以喊出"Bingo"表示胜出。玩"病人权利宾果游戏卡"，实际上是提醒患者享有哪些权利和义务，以及应该得到什么保障，是寓教育于娱乐。这种游戏卡还

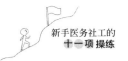

附有一套教材，提供了讨论的问题及答案，方便医务社工使用。

例子三：

为了维护患者的权益，改善服务质量，美国护理之家改革联盟（National Citizens' Coalition for Nursing Home Reform）定期出版教育刊物，吸引各界关注以下事项：[①]

（1）住院患者获得高质量的医疗照顾；

（2）尽量维护住院患者的自决权利；

（3）提供患者及家属获取社区服务、接触社区领袖的机会；

（4）为医疗机构员工及其前线照顾人员提供足够训练，认识患者权利，改善工作环境与薪酬；

（5）尽早作出合理安排，让患者出院后顺利回归主流社会，重新融入社区生活；

（6）提供适切服务，满足住院患者的社会需求（Social Needs）；

（7）患者不因种族、病情或经济能力而受到歧视；

（8）让患者与服务提供方有足够的沟通、了解及合作，减少矛盾；

（9）监察医疗机构服务标准的执行。

五、赋能活动

Cox 和 Parsons（2001）建议在院内多举行"赋能"活动，

---

① COX E O, PARSONS R J. 老人社会工作：权能激发取向［M］. 赵善如，赵仁爱，译. 台北：扬智文化，2001：271－276.

为日后患者维护自身权益，实施义务提供基础。① 这些活动可分以下 4 个层次进行：

（一）个案工作层面

医务社工应以患者为本，以他们的意愿为力量。在与患者的日常接触中，通过尊重他们来展现患者权利的本质。例如，在安排医科学生到病房学习时，须预先通知患者，获得患者同意后方可让学生触摸和检查患者的身体，为他们治疗等。在平常"一对一"的活动或个人咨询时，亦可加入增权的教育性元素，提升患者对权利的认知，提醒他们应要履行自己的义务等，这一过程须兼顾患者的学习能力、按照个别情况扩展相关知识和技能、协助建立成功的经验，并鼓励患者持续参与赋能活动。

（二）小组工作层面

利用小组工作方法来提升患者自助、自主、自决等意识，鼓励患者互相关怀。Feil（1983）指出，小组工作可以协助患者获取方向感和目的感。②

Lee（1983）亦指出，赋能取向的小组活动可以使患者了解自身的权利，通过彼此建立联系和互相支持获得更多自主

---

① COX E O, PARSONS R J. 老人社会工作：权能激发取向 [M]. 赵善如，赵仁爱，译. 台北：扬智文化，2001：271 - 276.

② FEIL N. Group Work with Disoriented Nursing Home Residents [M] // SAUL S. Group Work with the Frail Elderly. New York：Hawthorne，1983.

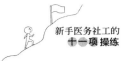

权，让他们知道仍可为自己和他人的福祉作出贡献。①

在日常的小组活动中，可教导患者如何作出自主性决定，认清自己的权利、义务和责任等，在活动中可加入以下讨论项目：

（1）尊重其他患者的隐私；

（2）接受不同籍贯、不同方言的患者；

（3）教导患者互助互爱，在病房生活中互相帮助；

（4）协助失语症患者与工作人员沟通，并解决因语言不当引起的纷争；

（5）鼓励患者在病房生活中分担小任务（如自己的垃圾不乱放、为邻床病友倒水等），以提升互动的质量；

（6）为病友提供情感支持；

（7）维护患者权益；

（8）彼此分享社区信息等。

（三）院外联系层面

鼓励长期住院患者接触社区，可以减少因医院的封闭性造成的负面影响，亦可鼓励他们多与社区人士联系。长期住院患者可写信或发贺卡给志愿者，邀请他们参加医院举办的活动，或者列席会议，遇有问题时也可以向他们咨询及征求意见等。这样，院内患者的权利与义务议题，也可提升至社区层面。

---

① LEE J. The Group：Chance at Human Connection for Mentally Impaired Older Person［M］//SAUL S. Group Work with the Frail Elderly. New York：Hawthorne，1983.

六、开展赋能活动存在的困难

激励患者增能、关心自己的权益、履行相关义务有时会存在一定困难，其中，患者"寄人篱下"的心态是主要障碍。患者大多是体弱、被动、不投入、对问题采取逃避态度的。为免麻烦，他们会与病房内争取权益的患者保持距离。在适应医院环境过程中的恐惧和担心，也降低了他们对自己权利的关注和对他人的关心。

若要维护患者的尊严和权益，院内工作人员的认同和支持极为重要。根据观察，医院的一线员工一般不喜欢医务社工所举办的赋能取向活动，也不鼓励患者维护权益，认为这样容易引发对抗行为，影响病房的和谐，也会为医院员工带来过多的约束（例如，不能随意翻动患者的衣物、尊重患者的私人空间、进入患者房间时须敲门、不能吆喝患者等）。规范过多的工作指引，会增加医院员工工作上的压力，增加被患者投诉的机会。

以营利为目的的私营医院的管理文化与赋能的社会工作方向有着根本上的矛盾。一般来说，成本效率（Cost Effectiveness）是私营医院经营者主要考虑的目标，他们只重视患者生理层面的照护以及工作的常规性。由于工作量大、工作亦会引起职业倦怠，医院员工的流失率一般很高，加上难以招聘新员工等客观因素的限制，医院的服务质量难免受到影响，也会间接导致院方不太重视患者的尊严和权利。一线员工每日都要忙于完成指定的工作量，再要求他们增强正确的护理概念、留意患者权利，对他们来说，无疑是一项相对艰巨的任务。

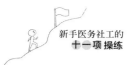
小　结

　　医护人员与患者之间应该有着一种密切而又互信互赖的关系。医护人员理应是患者的伙伴，为他们提供适当的治疗和指导，给予鼓励与关怀，使他们恢复健康的体魄。患者若能明白自身权益与责任，并加强与医护人员的沟通，必定能够提高医疗护理的成效。但在实际操作上，医患双方权利并不对等，加上医疗界浓厚的"医医相护"文化，以及有些医疗机构轻视患者权益，常常间接令医疗体系偏离以患者为本的宗旨，令患者的知情权、选择权、隐私权及投诉权等未得到充分保障。毋庸置疑，每位医务社工须致力于为每位患者提供个人化的优质服务，不论性别、语言、种族、宗教信仰、身体状况以及社会和经济状况，医务社工必须知道患者所拥有的合法权利和义务。

第五章

操练 4：对癌症患者的社会工作

"To cure sometimes, to relieve often, to comfort always."
"适时医治、时常开解、全程安慰。"这是 19 世纪美国医生特鲁多（Edward Livingston Trudeau）的墓志铭。在癌症病房工作的医务社工，应深刻体会这句话在医疗现场的重要性，亦可看到对癌症患者注重医治的同时，更要重视对他们的安慰及支持工作，不要让死亡的恐惧夺去他们对生命的盼望。

一、走在抗癌的前线

"cancer"原是螃蟹横行的意思，现在是多种同类疾病的统称。一般来说，脑癌、肺癌及肝癌是十分不好治疗的癌症，存活率偏低，一般不会超过 3 年，而乳腺癌、鼻咽癌及血癌患者的存活率相对高，很多患者患病 10 年依然活着。新手医务社工必须对每种癌症有基本的认知，并熟悉对癌症患者有用的资源网络，如救助渠道、疾病相关知识等，以便开展服务时给予回应。

在这个科技发达的时代，应对癌症的医学理论很多，而治疗方法主要有 4 大类，分别是手术移除、化学治疗（以下简称

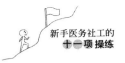

"化疗")、放射性治疗(以下简称"放疗")以及自体免疫细胞治疗,不同的治疗方法有不同的副作用和后遗症。例如化疗,它是利用抗癌药物来消灭癌细胞,抑制癌细胞生长,与此同时也会影响正常细胞生长,给身体造成副作用。常见的副作用有疲倦、反胃、便秘、口腔溃疡、毛发脱落、皮肤瘙痒、肌肉麻痹、血液出现问题、生育能力下降、口干等,这都是折磨人的症状。癌细胞有多种,同一器官可以生长不同种类的癌细胞,加上发现时的严重程度不同,即病理分析上的"第几期",这些因素都影响甚至决定病情的进展,但决定癌症患者生死的关键在于患的是哪种癌症。

癌症不仅影响患者的各种生理功能,治疗癌症,患者还需要穿梭于诊室与病房之间,这都严重地改变了患者原来的生活模式及社会角色,让患者因疾病产生无助、惧怕、焦虑、绝望等情绪。对于刚发现疾病的患者及家庭来说,这是一个危险的事件。疾病背后带出的问题可能涉及经济、康复、情绪、照顾、家庭关系等方面。患者在治疗的每个阶段都要面对不同的问题,家庭及照顾者因要长期照顾患者而感到压力巨大和疲惫不堪,会积累很多负面情绪,这些都需要医务社工的适时辅导、陪伴、协调、开导等。

在癌症面前,人类很渺小,许多患者无法治愈,但只要医护人员、医务社工心中有爱,依然能减轻患者心中的痛楚。虽然医务社工在医疗环境下并不是主角,却是一个非常重要的支持来源,能安慰患者及其家属,并时常让患者得到宽慰。

医务社工应提供适切的资讯、心理、情绪及社交方面的支持,让患者及其家属能积极面对和超越疾病带来的痛苦,表 5 - 1 是医

务社工干预工作的一份简明清单，供各位新手医务社工参考：[1]

表 5 – 1 医务社工干预工作清单

阶段	医务社工的介入内容
入院阶段（未确诊阶段）	（1）对患者进行心理社会评估；（2）对患者及其家属进行情绪疏导，输入正能量和希望；（3）提供关于疾病检查的相关信息，鼓励患者及其家属积极与医疗人员沟通；（4）评估是否有紧急生活需求，是否需进行危机介入；（5）鼓励患者展现自我优势，以自身能力及资源来应对身处的状况
住院阶段（确诊并展开治疗阶段）	（1）对患者及其家属提供的心理辅导，以"疾病的接纳"与"情绪反应"为重点；（2）提供相关的医疗信息；（3）鼓励患者和家属多与医护人员积极沟通；（4）链接社区资源帮助患者及其家庭；（5）建立团体互助小组，分享成功经验
长期住院（长期治疗阶段）	（1）医务社工定期到病房探访，并给予患者及其家属情绪支持；（2）鼓励患者参加情绪支持小组；（3）给予患者情绪支持，协助与医护的沟通，举行面谈
康复出院（康复或短暂出院阶段）	（1）需要让患者及其家属了解医院的出院制度；（2）联系医生和各科的工作人员进行沟通，做出院准备；（3）安排服务对象回归主流社会，并鼓励其继续在家进行康复活动；（4）鼓励服务对象积极投入文化娱乐活动；（5）协助服务对象回归到原本生活，保证生活质量
复发阶段	（1）疏导患者及其家属的情绪；（2）有针对性地提供经济援助；（3）引导患者及其家属说出对生命的看法；（4）协助患者家庭处理下次出院问题
临终阶段	（1）对患者和家属提供离别情绪疏导；（2）协助患者和家属接受死亡；（3）协助患者完成最后心愿；（4）按个别患者的宗教信仰协助安排离世后仪式；（5）告知临终患者可能出现的身体状况；（6）鼓励照顾者思考未来生活安排（请同时参考本书的"操练 5"）
患者去世	（1）转介有需要的个案到其居住地的社会工作服务机构接受跟进服务；（2）跟进服务对象的意愿；（3）提供哀伤辅导

---

① 韦建瑞，袁清惠，符俊雄，韩丽. 医务社会工作实务手册［M］. 北京：中国社会出版社，2020：133 – 134.

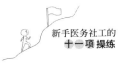

个案分享——适时医治、时常开解、全程安慰

个案（一）老人与孙女

　　记得有一次医务社工到病房探视一位伯伯，他的孙女患了卵巢癌，医生建议她做外科切除手术，并接受化疗。伯伯是孙女唯一的亲人。孙女在住院期间可能会有请护工照护的需求、出院后也需要链接资源。医务社工先要和伯伯建立关系，做一个简单的会谈和评估，了解一下伯伯及孙女的需求。医务社工独自走到病床边，轻拍坐在床边休息的伯伯："伯伯您好，我是社工服务部的医务社工。"在说明来意后，伯伯热切地请医务社工坐在椅子上，正当医务社工准备开始辅导时，伯伯忧虑道："手术、化疗、疼痛、恐惧这些本来就不应该发生在我孙女身上。我朋友的孩子没有经历过这样的事，我也从来没有听说过什么人这么年轻就患卵巢癌。"伯伯急迫地询问医务社工，"这个手术风险高吗？手术时间大概多久？这手术怎么做啊？是插个管子到肚子里？这不成了怪物了吗？"面对这些劈头盖脸而来的问题，可以想到伯伯心里焦虑的程度有多高。

　　"我不是医生，这些专业的问题要询问您孙女的主治医生，在您孙女手术前医生也会先跟您说明的。在医生来之前，您可以先汇总一下这些问题，做个记录，等到医生来的时候，才不会一时慌乱遗漏了想问的问题哦！"稍作说明后，伯伯害羞地连忙道歉，医务社工说："在生病的时候有这样的焦虑是难免的，有任何问题都尽管提出来，因为这是您应有的知情权。"

　　或许因为医务社工的同理心，让伯伯暂时放下焦虑。他说，一听到孙女要面临开刀手术，他就烦恼到吃不下饭。听伯伯如此担忧，医务社工决定放下手头的个案会谈记录表，尝试用一个"病友"的角色去同理一下。医务社工告诉伯伯，自己做过3次手术，也是经历了这样的焦虑，从一开始不能接受、有负面情绪，到后来将患病经验转化为助人的养分；这些情绪和反应都是必经的过程。在放下任务后，医务社工和伯伯闲话家常，分享自己生病时的点滴和在病房的感悟。经过这次会谈，医务社工运用同理心技巧，消除了伯伯的焦虑。这也实践了"适时医治、时常开解、全程安慰"的理念，虽然患者仍在医治阶段，但此阶段更重要的是安慰，通过相似性自我揭露（Self-disclosure），不仅让服务对象得到同理，同时也抚慰了患者和家属焦躁不安的心。

个案（二）　化疗和检查

　　第一轮化疗接近尾声时，马莎在病房醒来，看见枕头上有一团团她自己的头发。这太可怕了，没有人告诉过她，化疗会令她掉头发。她尖叫，不断地尖叫。在她身边的伯伯和医务社工也吓坏了，跑到走廊去找护士，转眼之间她的病房里就挤满了人。马莎的两位医生都来了，许多护士也都跑来了。看着两位医生坐在马莎身边，温柔地跟她说话，医务社工也上前搂抱她，设法安慰她。除了向她表示爱怜，他们也没什么别的可做了。渐渐地，马莎安静下来了。

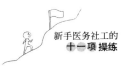
马莎一连5天5夜接受化疗，其间一再剧烈呕吐，痛苦地在床上扭动，虚弱得连哭或说话的力气都没有。不过第一轮的治疗终于熬过去了，医生批准她回家，伯伯和医务社工都很欣慰，并细心执行她的出院计划。

有些检查很折磨人。马莎有一项检查要在双脚的脚背上各切开一条2.5厘米长的口子，好把颜料注入马莎体内。而整个检查的过程中她一直是清醒的，马莎吓坏了，她要求我们带她回家，哭得声嘶力竭。

癌症患者要面临治疗过程中的不确定性和心理压力，不少患者还要面对器官缺失所造成的心理遗憾。癌症患者常会面对以下三个方面的心理困扰：（1）疾病往往伴随着生理上的疼痛和身体的残缺，患者在身体变化后通常感到无力和脆弱；（2）患者承受着与疾病抗争的心理压力，也容易把自己定义为家庭和社会的负担，使自己失去价值感；（3）罹患癌症的人觉得羞耻和命运不济，这种文化定义导致很多癌症患者降低了对生活的希望。

为了协助癌症患者客观积极地对待疾病，在生理上积极配合治疗，促进康复；在心理上提升自信心，积极回归家庭及社会，医务社工应运用多元化的工作方法开展针对癌症患者的专项服务，这些方法包括但不限于以下三个方面。

1. 减少因未知带来的恐惧

未知会让人感到恐惧和无助，大部分癌症患者对病情认识不深，只知道死亡率高，疗程十分折磨人。医务社工可通过定期举办专题健康知识讲座，让患者和家属对癌症有更多了解，还要给患者提供足够的信息，包括治疗计划、主治医生与护理人员的姓名及联络方式、相关支持组织、自助小组等信息，医务社工应鼓励患者写下想咨询医生的事，减少因"未知"带来的恐惧。为患者赋权，也能增强患者对抗病魔的决心与动力。

2. 练习舒缓情绪

焦虑容易加速病情的恶化，除了让人失眠、对痛楚特别敏感，也会令人心理变得较为脆弱。医务社工可考虑提供一些疗法，例如艺术治疗、园艺治疗、松弛练习、太极或冥想等课程，协助患者学会放松。

3. 强化社群力量

癌症患者往往感觉脆弱且孤独无援，医务社工以个人或小组聚会的形式提供心理支持，会让患者知道自己并不孤独。同时，患者可与伙伴针对共同的问题交流看法，在给予和接受别人支持的同时，舒缓自己的压力。

二、每个人都是自我疾病的主宰

在全人康复理念的支持下，在回应癌症患者及其家属的需求时，医务社工主要从个案支持、小组支持及社区教育活动支持三个层面介入，为癌症患者及其家属提供系统性支持。

（一）个案支持

个案支持指的是针对癌症患者个体及其家庭的需求，以个别化的方式为其提供物质和心理方面的支持与服务，以协助他们减轻因疾病带来的压力。个案层面的支持可以从个案转介机制和建立患者个人档案两个层面展开。

医务社工进驻医院开展服务，必然涉及与不同科室医护人

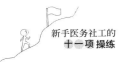

员的合作，而这需要一个过程。为此，医务社工须尝试同癌症患者相关的科室建立个案转介及沟通机制，加强跨专业合作的紧密程度。通过召开讨论会，明确规定医务社工和医护人员的角色与任务，并确定针对个别复杂的个案开展跨专业的个案会议，共同商讨解决问题的方法。与此同时，医务社工还应细化处理个案的基本流程，让医护人员对医务社工的个案工作有更多的认识。

一般癌症患者患病后的治疗过程十分漫长，患者在经历手术、化疗、放疗后，在康复期间还需要定期服药和定期体检。在这个过程中的每个阶段，患者都会承受不同程度的生理、心理和社会压力。给予癌症患者个别化的关怀、持续评估其身心状况、及时发现患者需求并跟进服务尤为重要。基于此，医务社工须为癌症患者建立个人档案，这个档案涵盖患者的基本信息、治疗情况、心理和社会状态、医务社工的评估以及参与服务等情况。

个案辅导包括：

（1）个案评估——准确并清晰地把握患者及家属的需求是开展服务的前提，也是保证服务质量的关键因素。医务社工在科室走访过程中，结合医护人员提供的潜在个案信息，如某患者没有家属陪同或某患者容易情绪激动等，到病房中进行评估和建立个案关系。结合生态系统理论和身心社灵理论进行评估，评估内容涉及患者的基本信息、家庭情况、患病历程、心理状况、经济状况等多个方面。此外，评估过程中，医务社工的首要任务是与患者建立良好的工作关系，及时回应患者提出的需求。

（2）咨询——针对咨询个案，医务社工常常需要做好并熟悉癌症患者的资源网络，如救助渠道、疾病相关知识等，以便实时给予回应。

（3）辅导——癌症患者面临多方面的压力和困扰，例如经济压力、心理压力，还容易造成人际关系紧张甚至破裂。医务社工经常遇到的辅导类型包括疾病初期的情绪辅导与病情适应、疾病康复期的社会适应、疾病末期的临终关怀等。

（二）小组支持

近年，各国癌症发病率逐年递增，患者和家属"谈癌色变"，长期的治疗也使患者感到未来有极大的不确定性。组建患者及其家属相互间的支持小组，鼓励组员之间提供信息和建议、获得情感上的支持是必要的。为此，医务社工应联结院内相关科室成立癌症患者互助会，旨在从互助中发现和培育"病友同路人志愿者"。这些同路人志愿者愿意以过来人的经验支持新患病的患者，同时也愿意为此付出一定的时间和精力。他们与一般志愿者的差异在于，他们在助人的同时，自己也身处疾病的康复中。要想达到过来人对新的癌症患者的支持和鼓励，无论从同路人志愿者的团队培训，还是针对患者志愿者自身的身心状况，医务社工都需要保持一定的敏感度和警惕性，结合患者志愿者和新的癌症患者在不同层面的需求开展适切服务。

医务社工应组织癌症患者开展成长工作坊和同路人志愿者小组。成长工作坊是在医务社工的引导下，鼓励癌症患者通过探讨共同处境、分享彼此经验，达到相互支持之效。例如，社工服务部可邀请拥有丰富的患者服务经验的医务人员，在体验式互动的基础上，为癌症患者及其家属开展以"风雨同路"等为主题的工作坊，旨在交流癌症患者及其家属应对疾病的心

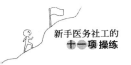

路历程，指导病友以不同方式面对压力，学习分享过来人的经验和技巧，给予新的癌症患者关怀，增强其自助及助人的信心。

（三）社区教育活动支持

医务社工及医护人员应通过讲座、社区教育的方式来避免癌症患者及社会大众对疾病的误解，呼吁社会各界关爱癌症患者，提升社会公众预防癌症的意识，宣传"早预防、早发现、早治疗"的观念。

此外，院外链接多元资源也很重要。患者常常因为经济困难延误治疗、缺乏照顾影响康复、信息杂乱误解疾病。因此，医务社工针对癌症患者以上几个方面需要链接院外资源，如救助资源、法律资源、社会政策、媒体资源、照顾资源等。经济困难救助是癌症患者的普遍需求，对此，医务社工主要扮演资源链接者的角色，为癌症患者提供全面的经济援助策略。医务社工为患者及其家庭提供癌症救助方面的政策信息，并针对每位患者的自身状况提供可申请的资金渠道。

医务社工亦应根据患者的需要提供法律援助，例如在受到公司歧视和压迫而产生劳动纠纷时，医务社工应及时提供法律信息，并转介给律师跟进服务。除了个别服务外，医务社工也应重视社会倡导，积极与媒体及爱心企业合作开展社区宣传活动，促进公众正确对待癌症患者，给予他们更多的关心和支持，而非"事不关己，高高挂起"。

小　结

面对癌症，只靠医药治疗是并不足够的。简单来说，身心社灵的平安和谐是患者和家人共同的期盼，医务社工必须协助患者：

1. 安生（安稳生活，重拾信心）

面对孤单生命，医务社工须陪伴患者及其家人，改善他们的生活质量，帮助他们重拾信心，活得更好，确保抗癌路上不孤单。

2. 安心（稳定情绪，减少折腾）

面对死亡的逼近，医务社工须陪伴患者面对焦虑，预防无意义的轻生，也同理照顾者的压力，提供专业信息和全面支持，并为他们带来面对未来的勇气和希望，停止疾病或死亡对患者自己、患者家属的折磨。

3. 安灵（安静沉着，超越死亡）

面对疾病，有时不只是身体遭受病痛的折磨，心灵也会受苦——过往生命经验的种种缺憾接踵而来，通过促成心愿的实现，利他生命价值的展现，将患者这一世旅程的结束转变为永恒存在的祝福，为患者灵性安定助力，让患者不再焦虑，超越死亡。

希望医务社工能努力学习这些技巧，专业地去协助癌症患者，确保没有患者孤独地面对癌症。

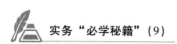 实务"必学秘籍"（9）

善用认知行为疗法改变患者悲观的想法

一般患者都会觉得自己很倒霉，长期不能上班，白白错失晋升机会……有着"为何生病的人是我呢"的想法。

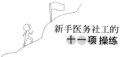
在众多的心理治疗中，认知行为疗法（Cognitive Behavior Therapy）是新手医务社工要熟知的。认知行为疗法的主要内容是：面对同样的环境，若能改变患者认知方式及思考方式的偏差，换一个角度来看同样的事物和环境，患者的心情会不一样，面对手术及各样的治疗也不会过于郁结。

换一种视角来看待世界，换一种心境来体会日常生活的各种事项，包括患病，或许可以在生活中看见许多美好，获得许多惊喜、感动、生命力、正能量及额外的动力。改变心境，处境也会改变。

林庆昭（2015）说："我们不能决定生命的长度，但是可以控制它的宽度；我们不能决定天气，但是可以改变心情；我们不能改变容貌，但是可以展现笑容；我们不可控制他人，但是可以掌握自己；我们不能预知明天，但是可以利用今天；我们不能事事顺利，但是可以事事尽力；愿大家以快乐的心情面对每一天。"①

有人说，心境是一种抉择。换颗心看这世界，必看到许多原先意想不到的惊喜与动力。

每个人都是自我疗愈的主宰

正向意念能改变一个人的想法，所以当下次遇到不快乐的患者时，应鼓励他往好的方面想，这样不仅可以消除他被迫住院的不愉悦感，同时还能改变他的生活态度。

愉快的生活是由愉快的思想造成的，这也是新手医务社工

---

① 林庆昭. 加油再出发［M］. 新北：哈林文化出版社，2015：231 - 232.

在辅导抑郁病友时常用的技巧。可以鼓励他们建立正向思维，让患者知道"塞翁失马，焉知非福"的道理，乐观地面对疾病。

人的大脑内有"内啡肽"，喜乐的人藏有很高的"内啡肽"，他们感染疾病的机会较其他人少，就算有一天不幸患病，痛楚和复发的机会也会相对少。

"如果没有坚强的求生意识，任何药物也起不了作用。欢愉的情绪实在是我们内心的医生。"①

新手医务社工应反思癌症患者的生活，在医学治疗之外，如何减缓癌症给他们带来的精神压力、提升患者的生活质量，也是同等重要的事情。

---

① 晓林，王景光. 喜乐安多芬：神奇自愈力量［M］. 香港：突破出版社，2002.

第六章

操练 5：超越死亡的恐惧
掌握临终关怀的窍门

身处在医疗场域当中，死亡议题是不可避免的。过去可能从未领略过的生、老、病、死就发生在身边，面对死亡对新手医务社工而言是一项挑战，让医务社工深刻体会人世无常的苦痛。

笔者在督导医务社工时就经常听到他们说：

"今天才接案，不到 3 小时就跟她站在冰柜前面，这是我这辈子没有经历过的事情，但碍于工作，我仍假装很勇敢地陪伴她办理手续。"

"小时候我很害怕这些事，所以对我而言这确实是一个挑战，很害怕、很焦虑。"

在本章，我们将一起探讨对"死亡"的看法，认识临终患者的特征及需求，还有医务社工所需要为其提供的临终服务的相关窍门。

一、正视死亡，超越恐惧

死亡在医院内是司空见惯的，但这并不表示所有员工都能习惯面对死亡，懂得处理临终患者的各种需要，尤其是那些年轻的工作人员，他们大多数仍不能克服自身对死亡的恐惧和压力。

事实上，医务社工很少目睹患者在院内死亡，因为绝大部分患者都是在手术室、ICU病房去世的。更有部分患者在获悉自己患有重症或不治之症时，会选择尽快出院，住在自己熟悉的环境中，由熟悉的人照顾。

在国内，很多人对"死"字噤若寒蝉，在谈论死亡时有所忌讳，很多医务社工，也不知道该如何与患者及其家属讨论死亡话题。面对死亡，很多人会产生一些情绪反应——恐惧、惊慌、紧张、低落、哀伤、逃避……当然，这都是我们面对死亡时的正常情绪反应。

作为新手医务社工，我们首先需要检视自己对死亡的态度，只有正视死亡，超越内在的恐惧，才能尊重生命，有能力为临终患者提供其需要的宁养服务。

案例：关于生命的故事

66岁的王先生某天从医生口中得知小自己5岁的妻子处在肺癌中晚期。与妻子一向感情要好的王先生无法接受这一事实，更不敢告知妻子实情，一直沉浸在悲伤中。医务社工小陈了解到王先生的情况，为其提供辅导。小陈告诉王先生，他与妻子的相处时间会越来越短，但是现在

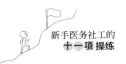

是他们一生中最重要的时间，在妻子仍能自理的时候，应该一同实现共同愿望，哪怕实现一个也好。在得到小陈辅导后，王先生决定告知妻子病情。一开始妻子无法接受，甚至自暴自弃，但是经过家人的陪伴，妻子勇敢接受了事实。王先生安排好每天的时间，定时与妻子交流沟通，并且与妻子出游、拍结婚纪念照等。最终妻子也向家人交代了后事。妻子在家人的陪伴下安详离去。王先生因为向妻子做了告别的仪式，珍惜了最后的相处时光，也没有任何遗憾。在这个过程中，医务社工小陈一直陪伴着王先生及其妻子。

有生就有死，生、老、病、死是人生必经阶段，接纳死亡才能更好地活出人生意义。面对无药可医、疾病末期的患者，我们并不是什么都不能做，我们可以让患者及其家属把握最后的时间，让"去者善终，留者善别，能者善生"。

二、我们面对的是什么样的人——临终患者的特征

我们要面对的是即将走完生命旅程的人，他们以不同的病症躺在不同科室的不同病房，可能身上插满导管，可能时常陷入昏迷，又或者他们坐立不宁、寝食难安。总结起来，他们主要有以下的生理、心理特征。

（一）生理特征

（1）因为长时间的住院治疗，患者身体大多虚弱，因此与他们交流应注意谈话时间不宜过长，半小时以内最佳。

（2）对于癌症患者来说，经常会有不定时的病痛发作，大多数会注射吗啡等镇静止痛药物，因此患者的精神可能出现疲惫、困倦的状态。

（3）有部分患者因为疾病、治疗或者器官衰退等多种原因，会出现语言、听力上的障碍，因此在交流过程中应有耐心，调节自己的声调和音量，放缓语速，有时需要在患者耳边轻声细语，或轻轻握着患者的手，给予患者力量和支持。

（4）对于部分患者，由于身体机能已经衰退，需要插入胃管、导尿管等侵入性治疗，这样的治疗十分痛苦，患者可能会出现情绪暴躁或者频繁想上厕所等情况。

（二）心理特征

随着患病时间的推进，患者在每个阶段都会经历不同的心理和情绪反应。

1. 患病初期

（1）否认。不承认自己患病的事实，认为一定是搞错了、弄错了，会出现"这种事情不会发生在我身上""一定是报告搞错了"等言语。

（2）求生欲望强烈。患病初期的患者一般都会积极接受治疗，而且会尝试各种治疗方式，甚至是道听途说的土方、偏方、秘方等。

2. 患病中期

（1）愤怒。开始表现出焦躁，容易迁怒他人，如："为什么上天要这样对我！"

（2）讨价还价。希望通过一些押注来换取希望，如："如果能让我渡过这一关，我一定会做更多的好事"等。

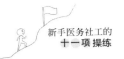
（3）求生欲望减退，食欲和精神衰退。随着治疗的深入，患者治疗的痛苦逐渐大于患病的痛苦，对于治疗的渴望慢慢从治愈病情转为缓解痛苦，甚至会有轻生的想法。

3. 患病后期

（1）忧郁。表现出愁眉不展、茶饭不思、不接受治疗等情形。

（2）接受。从逐渐接受自己患病的事实，到最后会逐渐接受死亡的事实。

（3）情感需求加强。患者在患病后期会有想要见到想见的亲人、朋友，完成自己一直想完成但是因为种种原因没有完成的事的强烈愿望；表现出对家人的牵挂、叮嘱、不舍等态度。

这些内在情绪不一定循序渐进地发生，而是有可能在"否认"和"接受"中不断徘徊。大家要明白，当人们获悉自己面临死亡时，一开始出现以上的感受都是正常的，我们应该接纳患者有这种情绪，并陪伴他们度过这些阶段。但是，大多数患者都会慢慢到达"接受"这个阶段。

患者在患病或临终时会感到无助，情绪低落，需要别人协助从失望的情绪中逐渐接受死亡的事实。心理学家指出，"弥留"不应是纯医学的问题，患者在这时有着强烈的"社群"及"被关心"的心理需求。死亡是每人生命里面对的最后一个痛苦课题，只有在亲友的支持关怀下，人才会在临终前获得安全和被关怀的感受，从而减轻死前的痛苦感。

将临终患者留在院内无疑会加重病房工作人员的工作量，亦需工作人员接受特别的训练，因为提供临终关怀服务是一项艰巨的工作，不是每个工作人员都能应对的。如果临终关怀服务只是技术上的问题，为工作人员提供专业训练，问题是不难解决的。问题的关键是，人们对于怎样去照顾临终的患者、为他们提供临终关怀服务一直争论不休，就连是否应在病房讨论死亡话题，人们也有不同意见。有些保守的医院甚至避谈患者的死亡及其身后事，禁止员工说不吉利的话语，以免引起患者不必要的恐慌和忧虑。

三、临终患者的需要——临终关怀服务

笔者曾在报刊上读过这样一个临终患者家人的故事。

> 进出医院，成了生活日常。"多和她说话，她听到的，有什么话想告诉她，要把握时间……"遇上细心可亲的护士，确实是苦中的一点甜。早已移居海外的长辈，得知妈妈快要走上人生最后路程，都赶紧回到她身边。最初，趁医院的限定探望时间，兄弟姊妹都很有默契，分批在不同时间到。有的静静地站在病床前，凝视打拼了几十年的至亲，有的呢，不停在她耳边说话，不管她是否听得清楚，有没有反应，就是不断地轻声问候、闲话家常。每次在她面前，大家都装得很轻松，没有烦恼，就是报喜不报忧，希望逗她开心。有时，她会紧紧握着我的手，有时，她嘴角仿佛带着笑。不用怀疑，总之，她会听得很清楚。反正动弹不得，躺在病床，她，一定更专注去听每位探访者的话。九十岁高龄，面对生命将快耗尽，有的子女认为，不如减轻她的痛苦，早已向医院方面反映，不输血、不抢救，只给她基本维生需要，减少她在凡尘的劳苦。这个安排，是够人道了吗？

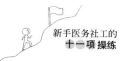

以下是另外一位患者家属的独白：

"……见到几位长辈嘛，也许都是出于爱，怎样安排才是最理想，各持不同意见。""母亲病情没法改变，我心很累。那晚，在医院留守，也许是近十年，最难撑的一晚。跑到病房，其中一位善良的长辈早已站在床边。'你不要用手触碰她，以免她舍不得离开，明白吗?'我特地站在她看不到的床边位置，不想她见到我时更加难受……"

握着她的手，在她耳边说着说着，她的手很暖很暖，紧紧握着我。看到她的面色变得愈来愈差，要用力地一呼一吸，护士安慰说："你们知道她情况不好，但她呼吸还是不错，至于可以维持多久，真的说不准。趁她还努力地生存，得抓紧时间去感受她的温度，握着她的手，短短一分钟，也是好的。"①

如何正视患者在人生最后时刻的需要？如何协助患者面对生命中不得不进行的道别、孤单与焦虑？

黎志添教授（香港中文大学文化及宗教系）指出："死亡带来的种种问题，是出于不甘心、不接受、执着，一层一层地捆绑，把自己推向恐惧。"我们可协助患者"学习以另一种人生态度面对成败得失，不太执着拥有多少，对一切的家财看得淡然豁达一些，这样就能对生命领悟多一些，对死亡的恐惧感受少一分"②。

死亡或许是最忌讳的话题之一。那么医务社工怎样辅导他

---

① 趁她有体温的时候［N］. 明报，2018 - 01 - 16.
② 叶青霖. 死亡两相安［M］. 香港：善宁会，2007：23.

们、满足他们的"超越需求"（Transcendence Need）呢？除临终的患者外，院内的工作人员、家属等也需要临终关怀，因为他们亦面对着患者离去的悲伤。

第一所致力于照顾临终患者的医院缘起于桑德丝女士（Dame Cicely Saunders）。她 1918 年生于英国，1940 年接受训练成为护士，后转修社会工作专业，于 1947 年成为社工，继续在医院中服务。1947 年她照顾一位年轻的癌症患者戴维·塔斯马，两人建立起深厚的友谊。由于当时医生对癌症患者的疼痛束手无策，桑德丝突发奇想：能否为癌症患者的疼痛做点什么？能否给他们更好的照顾？于是桑德丝决定为癌症患者建立一个充满家庭气氛而不像医院的环境。为了更好地照顾患者，她 33 岁再攻读医学学位，成为医生，于 1967 年在伦敦设立"圣克利斯朵夫安宁疗护医院"，以减轻患者症状及痛苦为目的，成为世界第一所致力于照顾临终患者的医院。

临终关怀，又称善终关怀、善终服务、宁养照顾、安宁疗护等。这种照顾方法大多针对病痛末期患者。有些针对末期患者的治疗只注重患者生命的延长，过程却使患者饱受更多的痛苦，也未能舒缓患者离世前的负面情绪，不能满足他们心灵的需要。因为物理上的治疗在这阶段已经无法再产生效果，所以医学界便慢慢出现了安宁缓和的治疗方法。"善终"一词意为：有人因衰老而自然死亡，不是死于意外灾祸和把事情的最后阶段工作做完做好。在临终关怀里，善终主要指帮助患者把人生最后阶段的日子过好，强调的是照顾而不是治疗，①原则是减少身心两方面的痛苦，不仅关心和减轻临终患者的痛

---

① 朱佩兰. 安老与社会工作［M］. 香港：中文大学出版社，2001：187.

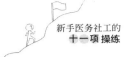

苦，也要照顾他们亲友的情绪需要。

临终生命照顾策略（End of Life Care Strategy）希望所有成年人在生命临终时享有高质量的照顾服务——善终必须具备以下条件：

（1）受到尊重，并得到个别化照护；

（2）清除痛苦及其他症状；

（3）在自己熟悉的环境中离世；

（4）有亲属或伴侣陪伴。

现在，国际通行的临终关怀服务由医务社工、临床心理学家、护理专家等组成。临终患者会被安排入住特殊病房，以减轻他们的悲伤及心理压力，做好接受死亡的心理准备，增加照护服务，使患者平静安详地完成生命最后的旅程。在国内，现已有医院和养老院开展了临终关怀服务，为更多的人群提供相应的减缓压力、心理疏导等服务。

四、医务社工的任务

帮助患者调节情绪是医务社工的责任。患者死前面对种种失落，极其需要医务社工及其他外力的支持，协助他们认识情绪的盲点，让他们恰当地表达真实的感受，疏导悲痛，接受人生不同阶段的意义。

在这一过程中，医务社工需扮演患者最忠实的聆听者，运用同理心去融入临终患者的世界，与他们聊天，并利用轻松的音乐，去解除临终患者的孤单、焦虑等。

医务社工应特别照顾那些无依无靠、无儿无女的患者，特别是长者，他们极其需要支持和陪伴。医务社工可联合受过训练的志愿者等，陪伴患者一起走过人生的困苦，接受人终要死亡这一事实，并鼓励他们计划自己的丧礼、处理私人物品以及完成尚未达成的心愿等。

医务社工可以联合具有积极的宗教信仰的志愿者，一同参与对临终患者的关怀，他们可以通过灵性的信仰给予临终患者精神上的支持，让他们正向地面对死亡，超越生命本身的界限，给予患者更多的关心和激励。

死亡前的关心和照顾是医务社工的主要任务之一。当患者患重病时，虽然没有人能决定他生命的长短，预测死亡何时来临，但受过相关训练的医院人员却可以让他们生活得更有尊严、有质量和有意义。医务社工可联合医生、护士、志愿者一起在病房协助推行缓和医疗和临终照顾服务。

有时患者家人亦可能过度悲伤，故意否定事实。因此，医务社工不应忽视患者家人的情绪，要多加疏导，并了解其需求。一般来说，家人希望多陪伴临终患者，医务社工可多了解患者的病情，为他们提供协助，让临终患者得到适当的帮助，从家人身上得到支持，以抒发情绪。

简而言之，当死亡已无可避免时，照护可逐渐向临终照顾倾斜，目的在协助患者平安、有尊严地离世。此阶段将会实施缓和医疗，致力于减低疾病给患者身体带来的痛苦，服务焦点并非针对疾病，而是提升患者的生命质量，成全患者身体、心理、社会及灵性各层面的需要，给予全人照顾，尽可能维持满意的生活方式。

患者离世后，医务社工还要继续给院内其他仍在就医的病友及院外的家人提供哀伤辅导。家属服务工作包括法律（遗嘱处理）、财务、葬礼安排、情绪支持及链接社区资源等。这

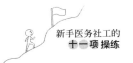
种延续性的照护过程可用图 6 - 1 表示:[①]

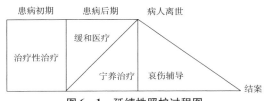

图 6 - 1　延续性照护过程图

五、临终关怀服务技巧

(一) 沟通技巧中可以说的和不可以说的

与临终患者沟通的不同阶段,需要掌握不同的相关技巧。以下分享的是需要医务社工留意的沟通技巧,希望能帮助医务社工避免"陷阱"。

1. 前期:轻松交流,建立关系

(1) 可以说的

表 6 - 1　前期沟通技巧中可以说的

作用	范例
①开场自我介绍	"您好,我是医院的医务社工,我叫××,来探望您。" "您好,我是医院的医务社工××,您还记得我吗?我上次来过。"
②问候身体和精神状况	"您今天精神不错,是有什么开心的事情吗?" "我看到您刚刚做完检查回来,需要先休息一下吗?"
③从观察到的人、事、物开始话题	"这是您的家人吗?长得和您很像。" "您的孩子很孝顺/您的家人对您真好,一直都在照顾您。" "您的孩子这么有出息,这都是您教育的功劳。"

①　吴老德. 高龄社会理论与策略［M］. 新北:新文京开发出版股份有限公司,2010:384.

（2）不可以说的

表 6-2　前期沟通技巧中不可以说的

作用	范例
①询问有关疾病或死亡的话题	"您这个病很严重啦，怎么现在才住院呢？" "医生说您只有一个月的期限了，您的身后事准备好了吗？"
②询问患者过多的问题	"这是您儿子吗？" "这是您吃的药吗？" "您吃的是什么药？"

2. 中期：巩固关系，提供支持

（1）可以说的

表 6-3　中期沟通技巧中可以说的

作用	范例
①鼓励患者谈论关于自己以前的事	"我看您长得特别正直的样子，您退休以前是做什么的？是军人吗？" "哦，您不是土生土长的本地人，方便透露您原来在哪里吗？为什么来到这里生活呢？" "您觉得，在您的一生中，对于您来说印象最深的一件事是什么？" "您现在儿女又有出息又孝顺，您一定是教子有方。"
②鼓励患者或者帮助患者总结自己的优秀品质	"您的生活很不容易，但您还是坚持了下来，我觉得您特别坚强/乐观。" "您的一生真的可谓起起伏伏，您觉得支撑您走下来的是什么呢？" "您的家庭这么和睦，这和您本人良好的性格是分不开的。"
③鼓励患者说出对家人的情感	"您的妻子/丈夫非常的辛劳，您一直都很爱她/他，对吗？" "您平时不爱言谈，不如就趁这个机会告诉您的妻子/丈夫一些您藏在心里的话？您觉得不方便的话我可以回避一下。" "您在年轻的时候很严肃，孩子们都很害怕您，但是您希望让他们知道您是爱他们的，对吗？" "您觉得非常对不起您的孩子/妻子/丈夫，是因为……" "您想跟您的孩子/妻子/丈夫说一声对不起，因为……" "您为什么最放心不下您的小儿子/小女儿/妻子/丈夫呢？"

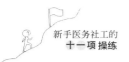
（2）不可以说的

表6-4　中期沟通技巧中不可以说的

作用	范例
①过多询问患者的家事	"您希望把自己的遗产留给哪个孩子？" "您儿子是做什么的？您女儿多大了，结婚了吗？小孩在哪里上学？"
②过多询问患者的隐私	"您是同性恋吗？" "我听说您当年有过婚外恋，是吗？"
③带有偏见去看待患者	"您还吸过毒？那一定不是什么好人了。" "您曾经婚内出轨？很多人会讨厌您吧……"

3. 后期：总结谈话

（1）可以说的

表6-5　后期沟通技巧中可以说的

作用	范例
①如果长期跟进患者，可以与患者约定下一次的探访时间	"我下次再来探望您，下周六的这个时间我还过来找您，行吗？" "那您好好休息，我下周六再来找您。" "好的，那我们下周六下午3点半再见，好吗？"
②对患者的谈话进行总结	"今天听了您的人生经历，对我的启发非常大，非常感谢您抽出时间。" "您的这些经验也是我们要不断学习才能积累起来的。" "您的××品质让我非常敬佩您。"

（2）不可以说的

表6-6　后期沟通技巧中不可以说的

作用	范例
①态度表现出不耐烦、疲惫	"我还有事我先走了，我们下次再聊。" "您这些话已经重复说了很多遍了。"
②收下患者的礼物、财物等	"谢谢您的礼物。"

（二）"二人三嘱"

医务社工在辅导临终患者时，可通过"二人三嘱"模式，协助患者把握最后的阶段，做好安排，发挥最后的光芒，让继续生存的人不留遗憾。"二人"指的是人生回顾、人生意义，"三嘱"指的是预嘱、遗嘱、叮嘱。

（1）人生回顾：回顾一生，多些欣赏自己，提升自我价值。

（2）人生意义：为生命和死亡赋予意义，包括感恩惜福、无悔今生、活在当下。

（3）预嘱：预定、预设临终照顾计划，包括选择治疗、照顾代理人、其他临终时的医疗照顾等。

（4）遗嘱：计划遗产安排和遗物分配、器官捐赠、殡葬安排、丧礼形式等。

（5）叮嘱：多与家人和朋友交流感情，传授人生格言、生活智慧，与他人冰释前嫌，珍惜共处。

中国人很重视人伦关系，但是往往不懂得表达自己的感受。当我们明白生命有限，便更懂得珍惜大家共处的时刻，以及冰释关系中的嫌隙。多与家人和朋友作情感的交流，能使我们的生命没有遗憾。我们可以鼓励临终患者运用"爱得及时"五句话进行结构化表达。

表 6-7　"爱得及时"的五句话

①我想向＿＿＿＿＿说"我爱你"，因为＿＿＿＿＿＿＿＿＿＿＿＿＿＿＿＿＿。
②我想向＿＿＿＿＿说"谢谢"，因为＿＿＿＿＿＿＿＿＿＿＿＿＿＿＿＿＿＿。
③我想向＿＿＿＿＿说"请原谅我"，因为＿＿＿＿＿＿＿＿＿＿＿＿＿＿＿。
④我想向＿＿＿＿＿说"我宽恕你"，因为＿＿＿＿＿＿＿＿＿＿＿＿＿＿＿。
⑤我想向＿＿＿＿＿说"再见"，因为＿＿＿＿＿＿＿＿＿＿＿＿＿＿＿＿＿。

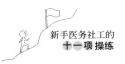

（三）"人生四道"案例

临终关怀可以使用人生"四道"技巧，以下是笔者收集的一个案例，供大家参考学习。

早上，我和实习社工一起到肿瘤科病房作病房慰问（Comfort Round）、检视临终个案。我们经过一间单人病房，见到病房内一位年轻女孩坐在床边，幽幽地望着病榻中的老人。老人是其祖母，癌症晚期，在医院接受舒缓治疗，被安排在单人病房，好让她唯一的亲人（19岁的孙女）贴身陪伴她。

看着，看着，我自然而然地走进病房跟女孩打了个招呼，坐到她身边。

我："祖母与你一起生活了多久？"

女孩："快20年了，是她含辛茹苦把我养大的……"

我："她今天情况如何？"

女孩："快要走了……呜……呜……"

女孩不断哽咽。

我："她很安静，你有什么话跟她说呢？"

"您安心吧，不用念着我了！"女孩望着老人半晌，才低声说话，那是最叫人难过的景象。我心想，这可不好，她祖母听了多难受，便连忙说："我相信你的祖母很想听你说一些贴心的话，例如她照顾了你这么久，她关心你吗？称职吗？你满意吗？"

女孩微微点头，我鼓励她亲口跟祖母说："她闭着眼睛，看不见你点头啊！"

她便说："奶奶，你做得很好呀，多谢您，我爸妈去世了，没有您，我不知怎样才可活到现在。"

患者这时刚好呼吸了一下，眼角闪出一线泪珠。

我："你看！祖母听到你的多谢，她多喜欢，还感动得流泪呢！"

女孩柔情地看着床上的祖母，却说不出一句话来。

我："我再问你，你跟祖母关系好吗？是否经常令她担心？"

女孩苦笑，摇头道："我经常激怒她，惹她生气……"

我："你是否觉得抱歉？不如你在她耳边悄悄地跟她说句对不起啦！"

女孩茫然地望着我，像明白什么似的，站了起来靠近床边，低头对着老人说："奶奶，我时常跟您吵嘴，真是对不起呀！"

我："你看，祖母听到你说对不起，她多么喜欢，眼角里还有泪珠呢。"在旁的实习社工随即拿来纸巾，温柔地为患者抹眼泪。

我："虽然祖母仍闭着眼睛，但我相信她已听到你说的话，明白你的心意，感受到你的爱，你就亲一亲她吧！"

女孩想也不想便亲了老人的面额。女孩心情欢愉，放松了不少，脸容再不那么绷紧。我知道这女孩要把握和祖母相处的最后时刻，便转身和实习社工一同离开。

"人生四道"多美好。那天，女孩在短短时间内都做到了道谢、道歉、道爱和道别。

虽然生命挽留不住，高龄祖母在当天黄昏离世了。我深信

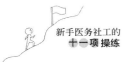
她不再孤单，而是满载孙女 19 载的情意，满满足足地离去。
女孩也会怀着祖母的爱，好好地继续活下去。[①]

六、给新手医务社工的一点建议

新手医务社工因年纪尚轻，缺乏工作经验，自身的个案、
小组实务能力不足等原因，在面对死亡议题时常无法提供适切
的个案服务与足够的情绪支援。大专院校过去在专业教育养成
中比较缺乏生死议题、哀伤辅导等相关训练，因此建议新手医
务社工应增强对生命议题的敏感度、哀伤辅导的能力，不论是
借助深度的培训、督导，还是进修课程等方式，均有助于新手
医务社工更敏锐地察觉个案对象与家属的需要。

小　结

医院处理死亡个案服务和提供临终关怀服务，是以照顾为
主，并不太重视治疗。它注重患者死亡前疼痛的控制，尊重其
生命尊严，以及逝者家人情绪的支持。它重视生命质量、尊重
濒死患者的权利。特蕾莎修女说："除了温柔挚爱，安宁患者
别无他求。"正确的临终关怀，将使患者生命得到最高的尊
重。我们也确信，亲人温柔的爱，医务社工及其他专业人员无
私的关怀，必能引导患者跨越生死的界线，满足其需求，达到
圆满的人生，即使面临死亡也不恐惧。

---

① 萧贞建. 冬日太阳——医患相交真情纪事［M］. 香港：MCCM Crea-
tions，2018.

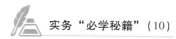

实务"必学秘籍"（10）

面对临终者的"人生四道"技巧

当亲人即将离世，你会以怎样的心境去面对？亲人离世所带来的伤痛你又如何抚平？"人生四道"技巧（即道谢、道歉、道爱、道别）将是一个最好的答案，它可协助将一场原本冷冰冰的告别，化作一道暖烘烘的"心灵鸡汤"，它能让至亲无顾虑地善终，也可让你的心灵平静下来。

1. 道谢

"谢谢你出现在我的生命里。"

感谢出现在我们生命里的人，感恩对方为我们所做的一切，让我们备受呵护，哪怕只是一件微不足道的事，却深深地烙在记忆中。感谢对方的善良，感谢对方的好。在表达谢意时，面带微笑正视对方，使用直接而简洁的语言，干脆利落地表达心意。

2. 道歉

"对不起，一切都不要紧了。"

宽恕，不代表把伤痛忘记，而是避免再次坠入仇恨和自我封闭的恶性循环。道歉，除了请求对方原谅过错，同时也宽恕对方的错失，释放愧疚，放下恩怨。在学习宽恕时，可以回顾和借鉴自己被人宽恕的经历；也可以尝试了解当事人背后的情绪、思想和动机，增加同理心。

3. 道爱

"最大的愿望是希望你能快乐。"

爱往往难以启齿，却流露于生活大小事之中。借着机会，对至亲说出藏于心底的真心话，表达关爱。一句话，一个拥

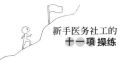
抱，能够向至亲表达爱意和祝福，忘却哀伤，靠近彼此内心，注入暖流。

4. 道别

"感恩在人海中能够遇见你。"

或许这是最后的一次道别。真诚地跟亲人说再见，再次感谢他们在生命旅途中出现，请他们安心，好好地走。如内心情绪久未平复，可以闭上双眼，缓缓地深呼吸，让纷扰的思绪如河水般徐徐流走，为告别作结。

生死属一体，这"人生四道"是医务社工必修的议题，它既是一场人生回顾，也是面对死亡的仪式。仪式不一定以繁文缛节的方式呈现，可以通过简单的思绪整理，切切实实地感受及反思生命的重量。它能让患者在临终前与家属展开真诚对谈，有时即使无法见最后一面，通过这"人生四道"操练开启自我内心对话，家属也能够默默地在彼此的生命交集点留下最后的祝福，让情绪和心灵得以抚平（请结合本章节内的"人生四道"案例使用）。①

---

① 面对死亡或亲人离世情绪："四道"必修人生习题 [EB/OL]. (2021 - 02 - 07) [2023 - 01 - 05]. https://www.hkioc.com.hk/zh - hant/%E5%9B%9B%E9%81%93%E5%BF%85%E4%BF%AE%E4%BA%BA%E7%94%9F%E7%BF%92%E9%A1%8C.

第七章

操练 6：充分掌握预防和处理医闹的技巧

现今社会看重患者权益，医患关系也受到重视。然而，恶性医患矛盾及冲突时有发生，这影响了患者及社会大众对医疗体系的信心，也影响了医务人员的正常工作。这种情况目前在国内并不少见，个别极端做法甚至让人感到匪夷所思。例如，事件主角将棺木摆放在医院大堂、强迫参与治疗的医护人员及医院高层跪拜。作为医疗体系的一分子，医务社工在协调医患关系上可以发挥重要作用，可以做医患冲突的预防者、教育者、协调者、倡导者、沟通者。本章将为新手医务社工提供预防及处理医闹的操练。

一、医患纠纷的定义

秦燕（1996）在《医务社会工作》一书中将"医疗纠纷"定义为：当医生或者其他医疗人员行使医疗行为时，因患者或其家属亲友对医疗过程和后果不满意，与医生或其他医院工作人员发生纠纷，称之为"医疗纠纷"。[①]

---

① 秦燕.医务社会工作［M］.台北：巨流图书公司，1996.

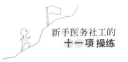

成海霞（2015）则认为，医疗纠纷是指医疗人员与患者双方围绕医疗活动（包括收诊和进行诊疗护理）而产生的争议。与医务社工密切相关的医疗纠纷可以归为两大类：因医疗过失导致不良后果的纠纷和无医疗过失而产生不良后果的纠纷。[①]

二、医患纠纷产生的原因

医患纠纷产生的原因很多，包括：

（1）医护人员的工作疏忽（如输血错误、病症处理不当等，参阅"附件三"）；

（2）工具、仪器问题（如约束衣使用、插头坏掉、电器漏电、供氧机失效等，参阅"附件四"）；

（3）工作人员态度不佳，与患者关系不良（参阅"附件五"）；

（4）病情变化太快，家属无法接受，与医生认知不同（医生认为会有起落变化，而家属认为应该越来越好，参阅"附件六"）。

一般而言，医疗纠纷可从四个方面去分析：

1. 政策因素

国内医疗制度向市场导向倾斜，医院要自负盈亏，必须增加收入，减少支出，加上通货膨胀，药品费、检查费不断涨

---

① 成海霞. 医务社工在医患关系中的实务模式：以深圳龙岗区医务社工服务为例［C］//社会工作与社会治理创新：第二届广东社会工作本色与本土论坛论文集. 广州：广东省社会工作师联合会，2015.

价，医生为了提高收入不得不依靠增加就诊量获得自身的专业价值，上述各项因素叠加在一起造成了"看病贵""看病难""看病致穷"等现象，成为激化医患矛盾的主要因素。各地医疗资源分布不均，部分地区医疗管理的财政投入不足，使医护人员与患者人数配置比例失调，导致医生分配给每位患者的时间不足、患者挂号难、候诊时间长等现象，患者候诊过号便怒骂或投诉医生的事件屡见不鲜。此外，个别医疗人员素质不高，技术经验不足，也会使患者失去信任，这些都是政策因素直接或间接导致的医疗纠纷。

内地一般怎么处理医疗纠纷？全国各地通行的做法都差不多，笔者此处以广州为例说明。在广州，医院接受患者投诉的渠道有院内投诉和市民热线以及信访。大多数投诉是通过12345市民热线进行的。市民热线接到投诉后，一般会转至医院所在区域的卫健局，卫健局会发送函件至医院，由医院向投诉者和卫健局进行解释后，再由卫健局复核后交由12345进行回复。

2. 医患因素

主要是医患双方存在信任危机，互不信任。一方面，患者对医生的期望过高，希望医生能够彻底治疗疾病，尽快减轻痛苦，一旦没有达到预期的效果，又没有做好"期望管理"，患者就会指责医生没有尽力。医疗系统方面，有些医疗机构技术不先进、不成熟、服务态度欠佳，医护人员不重视医疗伦理等，也是影响医患关系的常见因素。另一方面，患者方面也有一定的责任，例如患者不理智的信念，情绪过于激动，采取非理性行为解决问题等都会造成医患关系紧张。

此外，医疗的专业性较强，治疗多是医生主导，医生如果

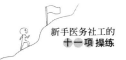

与患者及其家属沟通时过多采用专业术语，没有留意自身态度，使患者及其家属难以理解接受，也是导致医患双方沟通和信任关系出问题的重要原因。

3. 患者权利的因素

医疗纠纷可从患者权利受到重视的程度来考虑。患者在医院享有颇多权利，大至生命安全、健康维护等，小至个人财物安全、不被骚扰等。1973 年美国医院协会发布《病人权利法》（*Patient Bill of America*），当中有 12 项病人权利。我国台湾地区也于 1986 年公布对病人权利保障的规定，当中包括对病人接受良好医疗照顾之保障。2009 年香港特区医院管理局颁布《病人约章》，香港卫生署发表有《病人权益与责任》；这两者的内容差不多，主要目的都是向社会大众解释使用公立医院服务时应有的权利及责任。

由于患者重视自己的权益，当遇到不合理对待时，自然会提出质疑和投诉。

4. 社会因素

近年，社会上出现了不少患者互助、患者权益关注等组织，社会日趋重视患者权益，部分患者组织代表愿意协助患者作出投诉。此外，媒体报道医患冲突事件引起社会关注，渲染了紧张的气氛，产生了许多负面舆论和不良影响；再加上部分医院的公关技巧不足，没有提供进行磋商的客观、专业的处置，使事件矛盾无限放大，在社会上产生了负面影响。

医疗纠纷当然也可以从医疗环境和患者权益等视角来考虑，包括以下一些社会因素。[①]

---

① 秦燕. 医务社会工作［M］. 台北：巨流图书公司，1996：275.

（1）传统医生高高在上的时代已发展为医患双方关系对等、各有权利和义务的时代。

（2）社会重视消费者权益的保护。

（3）"第三者责任之追究"观念的出现——意外事故不论有无过失，均可获得保险给付、政府赔偿等。

（4）"无过失责任"主义的兴起——无过失，但因其行为或其他事情损害了他人时，亦应承担一定的赔偿责任。

（5）举证责任的倒置——受害的消费者仅需陈述受害事实，由被告列举证据证明自己有无过失。

（6）医疗保险制度的介入对医生和患者关系的影响——医疗关系人性化的强化并通过医疗给付操作，对医疗机构影响很大。

三、医务社工在医疗纠纷中的角色

有学者指出，医务社工可以在预防、调解医患矛盾方面担任一定角色。记者郜婕（2019）指出："香港很少有医患冲突，部分原因是香港有医务社工。医务社工的角色很重要，是联系患者与医护团队的桥梁。"[1]

医务社工是医护人员和患者之间的沟通桥梁，为患者及家属提供情绪辅导、心理咨询、经济支持和各种社会服务，补充患者身体治疗以外的心理和社会层面的需要，实现"生理、心理、社会"的介入模式。从理论层面来看，医务社会工作在

---

[1] 郜婕. 香港医务社工：在医患之间"搭桥"[EB/OL]. (2019 – 06 – 09)[2023 – 01 – 02]. http://hm. people. com. cn/n1/2019/0610/c42272 – 31126452. html.

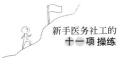

医患冲突关系中的介入和应用是一个很新的视角，医务社工驻守医院去协调患者、医疗系统的沟通较为客观，在实务上具可操作性。

北京大学公共卫生学院刘继同教授认为，由于种种原因，目前"看病难，看病贵"成为全体民众最关注、最不满意和最希望解决的社会问题之一，由于医患之间结构性紧张的广泛存在，迫切需要医患之外的专业社会福利服务人员——医务社工——的"协力磋商"。①

医务社会工作是现代健康照顾体系的重要组成部分，服务范围广泛，覆盖疾病预防、临床医疗、康复服务、社会卫生服务、公共卫生和区域卫生规划等领域。在恢复医务社会工作的过程中，医务社会工作发展的优先领域、战略重点与介入策略至关重要。② 在医患社会关系紧张、医疗事故和医疗纠纷不断增多的环境里，医患关系和医患沟通是医务社会工作介入的优先领域。因此，改善医患关系是医务社会工作服务的战略重点和最佳介入策略。

福建医科大学黄丽英教授认为，医患关系紧张的现状是由于医疗环境中存在一种现象，一方面，患者怨声载道，抱怨自己付出了不菲的钱却得不到相应的服务，甚至自身利益受到伤害；另一方面，医生叫苦不迭，在承担繁忙的临床工作的同

---

① 刘继同. 转型期中国医务社会工作服务范围与优先介入领域研究［J］. 北京科技大学学报（社会科学版），2006（1）.

② 刘继同. 构建和谐医患关系：医务社会工作的专业使命［J］. 中国医院，2005（11）.

时，又要承担来自各方的社会和心理压力。[①]

李云裳（1990）研究指出，大多数医务社工对期许自己扮演增能者（Empowerment）和中间人的传统性角色反应较为一致；而在态度上，则倾向于认为医疗纠纷的处理为其服务项目之一，并认为医务社工应代表专业力量与医院成立医疗纠纷处置小组，协调与患者和家属的沟通；在学校的专业教育和机构的在职教育中应该有"医患纠纷调处"的内容。[②]

四、医务社工如何处理医疗纠纷

医院遇到任何医疗纠纷，应积极作出处理，找出解决方案，也可以遵循法律途径去解决。

一般来说，医务社工在介入医患纠纷时可以发挥以下功能：（1）医疗纠纷之预防；（2）疏导患者及家属的情绪，了解纠纷之原因；（3）安排有关人员与患者及家属直接沟通；（4）提报医疗纠纷处理委员会；（5）协调医患双方，使损害减至最低程度。

笔者把医务社工在处理医患关系上的工作归纳为以下三个方面。

（一）预防医疗纠纷

医务社工可通过早察觉、早介入来预防医疗纠纷的发生。

---

① 黄丽英. 从医患关系的现状看医务社工在医患沟通中的作用 [J]. 医学与社会工作，2004（1）.

② 秦燕. 医务社会工作 [M]. 台北：巨流图书公司，1996：277.

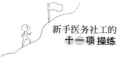
医务社工在患者入院之后，应主动接触患者或家属，为他们排忧解难，通过专业技巧，解决患者及家属因住院而出现的心理困扰、经济困难、重大疾病的适应、工伤维权、自杀危机介入、家庭暴力等不同问题，通过为患者及其家属提供辅导，满足服务对象的需求，减少不满因素。

部分医务社会工作服务单位十分重视患者和家属的意见，经常通过服务满意度调查、服务意见收集等方式，建立与患者的沟通渠道，使患者与医院能更好地合作，彼此共融。医务社工每天应尽量走访病房，了解患者及其家属的需求与建议，并尽早向医院有关部门通报，有效防止医疗纠纷的发生。

（二）处理医疗纠纷

当患者、家属、医疗团队、医疗机构彼此立场出现矛盾、利益出现冲突时，医务社工应保持中立，不偏不倚，也不评断。在这个过程中，医务社工言辞要谨慎，态度要诚恳，让利害关系人认同医务社工是在中立地、客观地处理纠纷，求同存异。在调解过程中，医务社工要有正向思维，在不作假、不建议的情况下，同理、关心各方感受和想法，以促进各方共同解决问题，接受事实和结果，并负起该负的责任，减少伤害。医务社工只要学习资深同工的经验，加上坚定的伦理价值及专业思维，多赢得服务对象及医疗团队的信赖，就能在医疗纠纷调解中发挥重要作用。

医务社工应具备调解知识及技巧，但面对投诉，最重要的工作方法在于聆听。许多投诉人在宣泄内心的恐惧或焦虑时，常会"说个不停"，并有情绪化的行为，在这个敏感时刻，医务社工必须首先做到仔细聆听，同理感受，其次才是为投诉人提供必要的解释，切忌做出"在伤口撒盐"的行为。在投诉人刚抛出问题时就直接指出对方的过失，这往往会激化矛盾。

笔者曾遇到一个真实个案：曾有一位长期卧床的老年患者，在女儿喂饭时不慎噎食，最终抢救无效去世。女儿在内疚并自责的情况下，愤然投诉医护人员救援不力。面对此类情况，医务社工耐心聆听，为情绪不稳定的投诉人提供安慰和鼓励后，再以理服人，最终这位投诉人撤诉。

（三）改善医患关系

医务社工需要经常举办患者互助支持小组，在中秋、新年等节日开展节日关爱活动、志愿者探访活动等，主动关怀患者，使医患彼此相互理解。此外，医务社工亦应重视医患共融和医患沟通工作，例如通过与医院各部门一起策划、宣传、招募、组织医患交流座谈会，为病房创造共融的环境等。

香港特区医院管理局下辖的医院，除了设有医务社工服务部，还设立了联络办公室，接受和处理患者及其家属的投诉，使患者及其家属有不满情绪时有宣泄的渠道。此外，香港特区医院管理局亦成立了一个由患者代表、社会人士代表组成的"公众投诉委员会"，独立处理所有上诉案件（笔者是此委员会委员），有效解决纠纷。如涉及索赔案件则交由民事法庭处理。在处理投诉过程中，医院管理局如发现在服务提供或医疗制度上有改善之处，亦会作出适当跟进，以确保服务质量良好。香港处理投诉的经验值得内地参考。

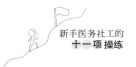

小　结

　　不少地区包括内地及香港，有一种声音认为医生权力过大，导致患者的知情权得不到保障。在医患关系上，医生及医护人员多处于"上风"，患者与医护不能平等交流，患者能决策的机会非常少，在得不到他们认为公平的对待时，患者容易变得偏激，这往往需要医务社工进行有效的疏导。

　　医务社工在协助患者或家属处理不满情绪的过程中，应用同理心去聆听他们的心声，找出他们不满的原因，和他们同行，找出解决的方案，共同面对各样的挑战，做到4A（Anytime、Anywhere、Anything and Anyone）的关心，即时时关心、处处关心、事事关心及人人关心，并及早纾解他们的压力和情绪。

附件三　医患纠纷案例一

　　投诉人女儿小香（化名）于2019年1月28日出生。约一个月后，小香因黄疸由母婴健康医院转介至MM医院作进一步检查。检查结果显示，她的黄胆素及肝酵素偏高，医生于是安排她于同年4月7日复诊，以便继续观察她的情况。复诊当日，验血报告显示她的麸胺酸丙酮酸转氨基酵素（ALT）指数依旧高于正常水平，故医生除监察她的肝功能外，亦需排除她有没有新陈代谢问题或受感染引致肝功能指数偏高问题。医院职员当日曾向小香的家人解释，需要采集小香较多的血液样本作进一步化验。

　　抽血完成后，投诉人发现小香双手手背及右脚脚踝出现红肿，而且身上有多处插针的痕迹。投诉人指称她当时曾向医护人员追问事情原委，未得到满意答复，于是投诉医院。院方在2019年7月5日作出书面回复，但投诉人仍不满，认为院方没有清楚交代抽血过程是否涉及医疗失当，亦没有解释为何医生没有实时解释小香被多次插针的原因，于是提出上诉。

附件四 医患纠纷案例二

患者黄先生向医院投诉，他到医院分科诊所复诊时，医护人员在没有与他对话的情况下，便将他绑起来。他认为医护人员的行为明显是滥用职权及有预谋。

根据黄先生家人提供的资料，黄先生数年前在股票市场失利后，精神状况欠佳，情况在2016年底恶化，开始对他人怀有怪异的念头。2021年5月10日，黄先生被转介到医院分科诊所接受治疗，精神科医生评估他的情况后，初步诊断他患上了妄想症，为他开处方药物立思必妥，并安排他两星期后复诊。2021年5月24日，他在家人的陪同下到医院分科诊所复诊。他向医生表示，感到自己被人逼害，怀疑他太太不忠并用刀指向太太；儿子劝他服药时，也曾遭他拒绝并被他扼住颈部。医生考虑到他的妄想症状还在持续并且有暴力倾向，遂向他解释需要住院治疗，但遭到他拒绝。由于当时他情绪激动，为患者自身及他人人身安全着想，医护人员需为他施行行为约束，使用了衣物约束了他，将他转送到YY医院急症室。经YY医院急症室评估后安排他入院治疗。他的病情经治疗后稳定下来，于2021年7月24日出院。

出院后第二天，黄先生向医院分科诊所作出上述投诉。

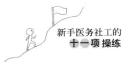

附件五　医患纠纷案例三

投诉人父亲李某患有肝癌，并曾于 AA 医院接受肿瘤切除手术。2021 年 3 月 24 日至 6 月 2 日，李某因肝癌复发在 AA 医院肿瘤内科接受治疗。因不满肿瘤科一位关姓医生在 2012 年 3 月 24 日、4 月 12 日及 4 月 26 日的三次就诊服务态度，李某指称关医生在三次诊疗中缺乏同理心并且态度恶劣——关医生以李某病情差及存活率低为由，拒绝开出家属要求的治疗和药物处方；并提供错误药物信息；不给患者及其家属时间商讨治疗方案。投诉人对关医生的"你打电话来也是没有作用的""你的肝功能这么差，别说你得肝癌，你连生存率都很低"的话语也难以接受，于是作出投诉。

附件六　医患纠纷案例四

投诉人患有严重的糖尿病和心脏病，因为呕吐及上腹部有不适，于 2019 年 9 月 3 日到 TT 医院急症室求诊。医生为患者做临床检查，他当时生命体征稳定，腹部触诊柔软，没有压痛及硬块，亦没有出现心肺功能和脑神经异常情况，医生给他的处方是止晕止呕药，同时安排多项检查，包括胸部和腹部 X 光、心电图和血液化验、肝功能、肾功能、血常规、血糖及胰岛酵素检查。检查结果亦无异常，患者当时胰脏酵素相关检测数值为 62，在正常参考范围 30 ~ 128 内。

患者在急症室观察病房卧床休息和药物治疗后表示不适状况已改善，医生跟进患者检查报告，没有发现异常情况后，遂开出处方药物，嘱咐患者回家继续服用。

但仅仅 3 日后，患者到私人医院再做检查，证实患上胰脏癌。他不满 TT 医院急症室医生的诊断，称其延误了治疗而作出投诉。

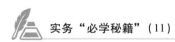 实务"必学秘籍"（11）

海恩法则——学会防微杜渐

海恩法则是德国飞机涡轮机的发明者布斯·海恩提出的一个有关飞行安全的法则：每一起严重的飞行安全事故背后，必然有29起轻微事故和300起未遂先兆以及1000起事故隐患。他指出，任何一个事故都不是凭空发生的，在事故发生之前，往往会存在着一些事故隐患和事故征兆，如果能够将这些信息提前识别并加以控制，那么就可以避免事故的发生。

海恩法则提醒我们要注意"事故征兆""事故苗头""事故隐患"的排查处理，这可以把问题解决在萌芽状态，防止重大事故的发生，也就是我们俗称的防微杜渐。

医闹、医疗投诉发生前，必有很多征兆和事故苗头，医务社工应有敏锐触觉和警觉性，及早觉察，尽早处理和调解矛盾，将隐患、问题等尽早消除在萌芽阶段。当发生了一起事故后，我们不仅要处理事故本身，还需要及时总结、分析引发事故的原因，在未来的工作中对苗头性的问题进行排查处理，以预防类似事故的重演。[1]

---

[1] https://www.fanswong.com/article/017df543 – e5aa – 9d79 – 668f – 59fb4e5ab787.（2022 – 03 – 30）[2022 – 05 – 30].

第八章

操练 7：MDT 门诊中的社会工作服务

医务社会工作目前在国内仍然属于社会工作的小众服务领域，医院启用社会工作的原因不尽相同，部分医院是为了协调医患关系，部分医院是为了能够更好地开展医疗服务。而根据笔者搜集的相关资料，当代中国最早的医务社会工作服务是2000 年在上海浦东东方医院开展的，至今已经有 20 余年的历史。

从当前的医务社会工作服务，我们可以看到，很多医院的医务社工集中在住院科室，主要开展的是资源链接、医患沟通、健康科普、患者互助等服务。而在 MDT 门诊中目前仅有少部分医院在开展，各个医院的叫法可能不太一致，有的医院直接称之为"社会工作 MDT 门诊"，也有的称之为"心理发展 MDT 门诊"，相同的是，这些门诊都有医务社工服务的影子，因此笔者将其归类为 MDT 门诊中的社会工作服务。本章我们一起来认识 MDT 门诊，并提前操练该门诊的服务技巧。

一、什么是 MDT 门诊

MDT 即多学科诊疗模式，为英文 Multi – Disciplinary Treatment 的缩写，是由多学科资深专家以共同讨论的方式，为患者制订个性化诊疗方案的过程。在 MDT 模式中，患者可以得到跨学科专家团队的综合评估，以共同制订科学、合理、规范的治疗方案。

目前，我国内地在 MDT 门诊中开展的社会工作服务，主要以精神障碍方面的介入为主，包括儿童早期发展、智力衰退、心理情绪疏导等服务情况。

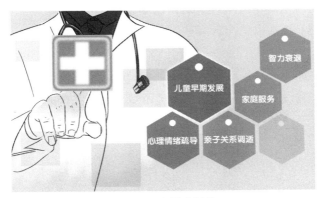

图 8 - 1   多需求评估

二、MDT 门诊中，医务社工在做些什么

（一）评估

医务社工需对前来就诊的患者进行评估，初步了解患者的病情程度，并作出相应的专业判断，包括是由医务社工开展服务，还是转介至医生处，抑或是进行联合诊疗。

前来 MDT 门诊的患者，一般都具有精神方面的障碍，这需要医务社工辨别具体的类型。这时候，我们就要使用一些专

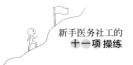

业的评估表格，和服务对象共同完成，同时在评估会谈的过程中，观察和了解服务对象的既往生活史，包括家庭、年龄、生理情况、有无成瘾行为、社会交往情况等。

1. 既往生活史

这部分需要对服务对象的生活习惯、目前的生活状态进行详细的咨询和了解。尤其需要了解的是服务对象的家庭生活情况，包括服务对象家中的常住人员，在询问的时候要注意使用开放性问题而非封闭式问题，比如，"能和我聊聊你家里面的情况吗？包括家里面有哪些人，以及你和家人的关系。"用这样的问题去替代"家里面有几口人"这种简单的询问会好很多。在询问既往生活史的时候，我们还需要关注的一点是成瘾行为，有没有酒精依赖、物质滥用情况，安眠药的使用也是我们需要关注的一点，这都需要记录在我们的工作表格中。

2. 评估工具

在 MDT 门诊中，我们常用一些评估工具来辅助开展患者心理状态的评估。其中，《精神疾病诊断与统计手册》（目前是第五版）是最常用的一本手册，它能辅助我们对精神疾病开展分类诊断，病情严重的需要转介至精神科作进一步的分析，同时医务社工予以辅助。另外，我们也常用一些评估表格来对患者的状况进行评估，常用的评估工具可见表 8-1。

因医学上使用的量表颇多，在此要注意的是，门诊中，我们不仅仅是要通过量表来进行判断，还需要根据患者的整体表现来进行分析和判断。另外，医务社工更重要的任务是明确患者某些行为是否真正影响了学习、生活或者工作。这才是最关键和最核心的判断标准。

表 8 − 1 常见评估工具

序号	常见障碍	评估工具
1	抑郁障碍	宗（Zung）氏抑郁自评量表 汉密尔顿抑郁量表 艾森贝格（Asberg）抗抑郁剂副反应量表、自杀自伤风险评估表
2	焦虑障碍	宗（Zung）氏焦虑自评量表 汉密尔顿焦虑量表
3	ADHD （儿童多动症）	康奈氏（Conners）儿童行为量表 阿成贝切（Achenbach）儿童行为量表 注意广度测定 注意分配测定 儿童多动症诊断量表

（二）协助开展治疗

根据评估情况，对患者进行辅导，协助解决患者遇到的困难和问题。在 MDT 门诊中，我们常用的社会工作服务方法包括心理社会疗法、人本疗法、认知行为疗法等。而具体疗法的应用要根据服务对象的不同情况而改变。所以没有固定的方法，只有最适合患者的方法，这种方法的发掘需要医务社工和服务对象一起共同努力。

同时，在 MDT 门诊服务过程中，最需要注意的是区分心理状态和生理状态，尤其是对老年人的判断，更需要医务社工首先排除其生理性因素的影响。大多数老年人的心理疾病或不良状态的发生，是因应于生理不良状态而产生的，而当他们的身体恢复了健康之后，你会惊奇地发现他们的心理也恢复了健康。

笔者在 MDT 门诊中，曾多次建议患者进行体检，也有许

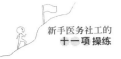
多患者采纳笔者的建议，进行了医学检查，发现身体有严重的疾病，从而找到了心理不适的根源，经过治疗后，就恢复了身心健康。

（三）开展资源协调

协助有需要的患者开展转诊服务，由 MDT 门诊中的其他专业人员如精神科医生进行诊疗，并且协助有需要的患者在社区中获得服务。

三、MDT 门诊中，医务社工需要使用的专业技能

（一）评估的技巧

第一，在评估的过程中，需要掌握患者的全景图（Whole Map）。这包括患者问题产生的时间、原因、患者曾经使用过的应对方法、应对方法失灵的原因等，对患者的整体情况进行了解和掌握。第二，要在评估的过程中，掌握患者的家庭图谱，以了解患者的家庭生活模式，患者在家庭中所处的位置，家庭对患者的影响，以及患者所掌握的社会支持情况等。第三，在评估的过程中，要对患者的生理、心理、社会状况进行分析，如对患者的生理健康情况、心理状态和人格状态、社会支持网络和社会关系等情况进行评估，明确患者的实际情况。

（二）治疗的技巧

医务社工在 MDT 门诊中，务必要掌握一些个案辅导的方法和技术，如基本的心理社会疗法、行为疗法、非理性情绪疗法等。但是，作为专业的医务社工，亦需形成一个基础的概

念，那就是社会工作实际上是价值实践的专业，相对于各类治疗方法，更需要内化于心、外化于行的是社会工作的专业价值和伦理。专业的价值包括：接纳、尊重、个别化、自决权和知情同意、保密、不批判。而专业伦理体系包括对服务对象的伦理守则、对专业的伦理守则、对同事的伦理守则和对行业的伦理守则等。只有医务社工的服务是基于专业价值和伦理开展的，才能够真正找到适合服务对象的辅导技巧。

（三）谈话的技巧

谈话当中，我们依然有一些技巧可以使用。相信大家在学习的过程中都会学习到关于谈话的技巧，如：支持性技巧、引领性技巧和影响性技巧。这些技巧在实际运用当中并不是僵化的，而是灵活多变的。例如，当服务对象陈述非常混乱的时候，我们需要使用聚焦、总结以及澄清方式，协助服务对象厘清。而在 MDT 门诊中，除了基本的表达关注、主动倾听、同理心、鼓励支持之外，我们还常用澄清、聚焦、摘要总结的方式来进行会谈。在使用澄清技巧的时候，需要医务社工注意的是，要对质性的描述、模糊的描述进行量化和可评估化。

例如——

服务对象："今天真的是太糟糕！从一开始我就非常不顺利，今天简直是我人生中最糟糕的一天！"

医务社工需要对这种描述进行澄清，使用的澄清方式可以是："嗯哼，可以明确说一下今天具体有哪些不顺利的事情让你觉得这是人生中最糟糕的一天吗？"

当然，我们在使用技巧的时候，其实是因时因地因事灵活运用，需要医务社工对具体的状况进行辨别。

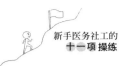

四、进入 MDT 门诊前，要有哪些知识储备

(一) 心理学相关的知识

在 MDT 门诊中，医务社工一定要储备一定的心理学相关知识，这里包括个体生长发育、人格状况、心理状态、精神状况的心理评估知识；要能够对常见的精神障碍、生长发育障碍等进行合理地判断；能够正确使用各类心理量表，并且通过沟通的过程判断患者的精神状态等。

(二) 医学类相关的知识

在 MDT 门诊中工作的医务社工，也要储备一定基础的医学类知识，能够明确患者的生理健康状况，理解患者生理状态和心理状态相互影响的情况，并对此进行辨别。如一些严重的精神疾病会产生器质性病变，需要相应的 B 超或者核磁共振检查，医务社工亦需能对此种情况进行分析。

在这里要指出，有一本做社会工作 MDT 门诊非常重要的工具书，名为《精神疾病诊断与统计手册》，目前已经更新至第五版，由美国精神医学协会编制，里面有所有精神疾病的诊断标准，是所有要进入 MDT 门诊的医务社工必须使用的一本工具书。第五版是按照疾病的谱系障碍进行分类的，对相关的障碍进行了新的分组，分别为：神经发育障碍、精神分裂症谱系障碍与其他精神病性障碍、双相障碍与其他相关障碍、抑郁障碍、焦虑障碍、强迫障碍与其他相关障碍、创伤和应激相关障碍、分离性障碍、躯体症状障碍及相关障碍、喂养和进食障碍、排泄障碍、睡眠－觉醒障碍、性功能障碍、性别焦虑、破坏性、冲动－控制和品行障碍、物质相关障碍与成瘾障碍、认知神经障碍、人格障碍、性欲倒错障碍、药物所致的运动障碍及其他药物的不良反应等；同时还包括其他可能成为临床关注焦点的问题。

至于其他社会工作基础专业知识的储备，乃是对从业者的基本要求，可在本书其他章节查阅，此处不再赘述。

小　结

MDT 门诊在国内是一个新生事物，它需要医务社工能够和不同科室的医生、心理咨询师、护士共同开展工作，在这个过程中，如何体现社会工作的专业性，还需要医务社工的付出和努力。

MDT 门诊对医务社工的要求较高，它需要医务社工作出非常专业的判断，与跨专业团队商议患者的处置方案，需要医务社工有较好的心理学、社会学以及社会工作专业的知识储备。

未来，MDT 门诊的重要性将逐渐凸显，而医务社工在 MDT 门诊中的参与亦将成为重要的一环，因此如何促进 MDT 门诊的发展，亦是需要广大同工共同推进和面对的责任。

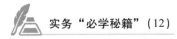 实务"必学秘籍"（12）

区分生理性不适和心理性障碍

一名 70 余岁的老人走进医务社工的工作间，说："我整晚睡不着觉，脑子里面总是很乱，感觉身体这里不舒服，那里也

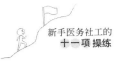
不舒服，总觉得自己生了好多病一样。胸口闷闷的，肚子胀胀的，脑袋晕晕的。尤其是脑袋，感觉有个盖子盖在上面一样。去看病，医生又说没什么大事。吃了安眠药也经常睡不着。有的医院诊断为焦虑症，有的说是脑部血管轻微堵塞。"

医务社工在评判的时候发现，老人虽然去看了门诊，但实际上在门诊是以开药为主，并没有做规范的治疗，同时医务社工掌握的信息并不足以支持焦虑症的判断，因为没有办法完全排除是老人生理方面的问题。比如胸闷有没有可能是心脏方面产生了问题，抑或是肺部疾病呢？脑袋晕有无可能是因为服用安眠药的副作用，抑或是高血压导致的呢？还有肚子胀，有没有可能是腹部脏器的病变导致的？

因此医务社工和老人沟通的时候就说，我没有办法根据现有的信息判断您是焦虑症，但很担心您的身体状态，强烈建议您做一个全身检查，排除脏器病变，再来考虑心理性因素。最终老人去做了体检，而体检结果验证了医务社工的判断，老人的确有身体的恶性病变。

对于很多患者尤其是老人而言，他们并不能很好地区分身体状态与心理状态，而这就是 MDT 门诊中医务社工要做的工作。医务社工要能很敏锐地判断出服务对象问题产生的根源究竟是什么，是生理影响了心理，还是心理影响了生理。

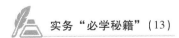
实务"必学秘籍"（13）

开展评估，明确患者的障碍

对服务对象开展评估，明确服务对象的障碍，是医务社工在 MDT 门诊中需要开展的最为基础、也最为重要的一项工作。

只有明确了服务对象的障碍，医务社工才能根据相应的情况，开展具体的辅导服务，从而更有针对性地解决服务对象的问题。但是，有时候不同障碍之间的表现又是如此的类似，医务社工该如何分辨？

根据笔者的经验，在 MDT 门诊中最常见及最易混淆的是抑郁症与双相情感障碍抑郁发作阶段。在这当中，两者之间的表象都是抑郁状态，这需要医务社工予以相应的区分。但是，如果服务对象不和医务社工展开具体的描述，医务社工也没有任何办法判别具体是哪类障碍，因此良好的诊断依然有赖于良性的沟通。

笔者在门诊中所拥有的经验包括：

第一，与服务对象建立良好的信任关系。信任关系是一切会谈和诊疗的基础，只有良性的信任关系，才能让服务对象敞开心扉，与医务社工沟通自己真正的想法和状态。

第二，坦诚沟通。坦诚沟通的意思是医务社工与服务对象都要开诚布公地沟通。这个过程中，医务社工要更加开诚布公，尤其是对自己有疑问的地方，需要明确表达出来并和患者确认。很多时候，医务社工会将不批判当成不对服务对象的陈述产生疑问，这其实是不对的。如果对服务对象的陈述产生疑问或者困惑，应当明确表达出来，并且予以澄清。不批判的意思是，不要用负面的语言来和患者进行沟通。

例如——

服务对象：我觉得我特别适合蓝色（实际上患者穿蓝色并不好看）。

医务社工：有没有尝试过其他颜色？比如一些亮色的衣服，我个人觉得您更适合亮色。

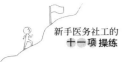
最重要的是，医务社工需要和服务对象形成良性的互动。这是关键中的关键。良性互动有赖于医务社工接得住服务对象的语言，同时能够对服务对象的表达进行相应的回应，还能够从中获得自己想要的信息。

例如——

服务对象：我对我爸妈已经丧失了信心（模糊、不明确的表达，需要澄清）。

医务社工：我之前了解到您对爸爸妈妈有期待，丧失了信心具体指的是什么呢（请患者明确表述相应的感受和具体的事项）？

服务对象：我觉得我爸妈永远都不可能按照我期待的方式来对待我（稍微明确了一点点，但仍然模糊）。

医务社工：能具体举个例子吗（通过具体事例来进一步明确相应的情况）？

服务对象：上次我和我爸妈说要去游泳。他们答应得好好的，但最后也没有按照约定带我去。

医务社工：好的，我听到的是，你已经明确自己的诉求，而且父母给出了承诺，但是他们并没有实现自己的承诺，这让你觉得很失望，是这样吗（明确并澄清具体的感受)？

列举这两个小例子是想让大家了解，服务对象很多时候的表达是模糊而且感性的，医务社工需要通过一些方法来明确服务对象真正的意图，并抓住其中的关键信息。这也是门诊中我们经常会用到的一些方法和技巧。

所以，评估服务对象遇到的真正障碍，需要经过深层次的挖掘，通过服务对象明确的描述才能够最终作出判定。

第九章

操练 8：与患者家属及患者
互助小组的工作技巧

一、与患者家属的工作技巧

看见亲人身上插满管子、陷入昏迷状态，家属一般是很难接受的，很容易情绪失控，或崩溃大哭、或愤怒大骂、或攻击他人，产生焦虑与悲伤等负面情绪。对新手医务社工而言，与家属面谈本身已经是心理负担较重的工作，而这种时候，新手医务社工常常还需要处理家属的不稳定情绪，同理其感受，并给予情绪关怀。所以在面谈结束后，新手医务社工通常会感到身心疲乏。

在一个患者家里，患者家属所感受到的压力可能远大于患者本身。因此，医务社工在下次探望患者，看到患者家属时，一定要多给予家属温暖的关怀，一定不要使用强势、质问式的语气给予患者家属建议，那只会为患者家属带来更负面的感受。①

———————————

① 施以诺. 诗歌是一种抗忧郁剂：40 帖带来幸福的心灵处方 [M]. 台北：主流出版有限公司，2013：29.

127

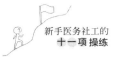

美国斯坦福大学的心理学家劳拉·卡斯滕森（Laura Carstensen）和她的团队追踪了近200人（18~94岁）数年的情感经历，提出了社会情绪选择理论（Socio-Emotional Selectivity Theory）。该理论指出，在重病及危难中，亲情是可贵的，其重要论点如下：（1）研究对象越年轻，就越不珍惜与感情或血缘亲近的人一起生活，反而喜欢与新的朋友交往。（2）当被访对象患病时，年龄的差异就消失了，年轻人也希望能得到亲人的关心，并且珍惜眼前人。一个患了艾滋病的年轻人和一个老年患者的期待是一样的：只想要得到安慰和情谊，得到亲人陪同和支持。

劳拉的研究团队指出，"当生命的脆弱性凸显出来时，人的生活目标和动机可能会彻底改变。"

"当你开始觉得未来是有限、不确定的时候，你的关注点开始转向此时此地，放在日常生活的愉悦和最亲近的人身上。"①

患者入住医院后，面对极大痛苦，此时极需要家人、亲属及朋友的支持，如有良好的支持网络，患者"虽陷入困境，也不怕遭害，因你与我同在"而稍微心安些。医务社工做患者工作的同时，也要做好其家属的工作，特别是患者的主要照顾者的工作。家人的关心、家人积极参与照护和探望，对居住在医院的患者是最大的精神支持。很多时候，患者的大喜大悲，全部来自家属的探望频率。很多患者由于得不到家人的关怀和探视，经常出现失眠、厌食、抑郁、情绪不稳等情况，需

---

① 阿图·葛文德. 最好的告别［M］. 彭小华，译. 杭州：浙江人民出版社，2015：89-90.

要院内工作人员作出辅导。

很多家属在患者长期住院后，为了照顾患者，变得目光如豆，心力交瘁，出现怠倦。在长期压力下，部分家属渐渐减少对患者的支持，来院次数、频率、配合程度、积极性等也逐渐下降，使医务社工在给家属提供服务、设计和推行与家属有关活动方案时出现困难。

（一）何时接触患者家属

最理想的情况是医务社工在患者刚住进医院时就与其家属联络，了解他们的情况。借此，医务社工可以疏导家属因患者入院所产生的痛苦情绪，并协助家属接受患者住院的计划，以及面对将会出现的焦虑、不安等情绪问题。

在等待手术、治疗的过程中，常见的情形是，家属为了避免刺激患者，会尽量为患者策划和安排一切入院手续，完全不惊动患者，在整个过程中与患者没有足够的沟通，剥夺了患者参与住院治疗计划的机会，加深了患者对自己的"失败""没用""失去自我控制"的感觉，为患者带来负面的影响。有研究指出，在住院过程中，患者的参与度和作决定的自主度越高，对治疗的接受程度越高。[①]

由于医院床位短缺，患者在没有医疗的需要后，就会被催促出院，这往往会令家属感到为难，因为他们要工作，抑或要照顾年幼子女而无暇接回并照顾出院的体弱患者。有些家庭会要求延长患者住院的时间直至患者彻底康复为止，这会使医院

---

① LEE A J, CALLENDER M. 老人安养手册 [M]. 李宗幸，译. 台北：洪叶文化事业有限公司，1999：20.

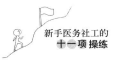

与家属在这阶段的关系非常紧张。这个时候，医务社工会被邀作出适当的介入和调解，以平衡双方的利益。很多时候，安排患者，特别是高龄患者入住康养医院会是一个相对合适的选择。给医务社工协调患者入住康养医院的时间是短暂的，可能在出院前 2~3 天内完成，甚至需要当日就安排妥当。重要的是，在这种情况下若医务社工未能及时处理高龄患者及其家属因准备不足而入住私立疗养院产生的焦虑，导致患者出现情绪问题，就会对患者适应新的居住环境产生一定的影响。更甚者，在时间紧迫、沟通不足的情况下，一些信息或住院细节可能被错误理解，从而造成不必要的矛盾。

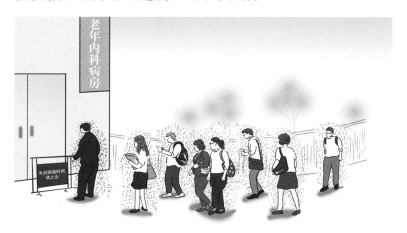

探病时间未开始，门外已有很多烦恼的人在等着

图 9 - 1　等候的家属们

（二）家属的角色

一方面，患者在家人的安排下进入医院的正式照顾服务系统；另一方面，患者可邀请家人来充当自己与医生之间的沟通

者和调解者，以舒缓与医院之间可能发生的紧张关系。[①] Twigg 和 Atkin（1994）认为，家属的角色是多元的，包括以下几个方面。

1. 暂时被取代的照顾者

长年累月、无薪、无休地照顾体弱的长期病患者，为其提供的更换尿片、喂食、更衣、洗澡、如厕、陪同复诊等服务，都是些艰巨且不令人喜欢的工作，需要极大的爱心、耐心及关心才能做到，时间长了，照顾者大多会精疲力竭。患者入住医院后，照顾者才可以从精疲力竭中短暂释放出来，得到喘息机会，再重整自己的照顾者角色和位置。

2. 照顾信息及资源提供者

除了为患者缴纳住院费及其他消费支出，家属应该是最熟悉患者使用药物、复诊时间、生活习惯、个人喜好等信息的人，家属提供的这些信息，对医务社工和医护协助患者适应医院生活都是十分重要的。

3. 协同工作者

家人定期到病房探望，带来食物和社区信息等，给予患者精神和物质支持，与医院职员一起为患者提供照护，可以说他们也是协同工作者，也可能是医务社工招募志愿者的对象。

4. 另一位服务对象

医务社工在服务患者时，不能忽略与其家属工作的重要性。将患者送到医院，家属会有负罪感，也会有焦虑、不安等

---

① SUSSMAN M B. The Family Life of Older People［M］//BINSTOCK R H，SHANES E. Handbook of aging and the social sciences. 2nd edition. New York：Van Nostrand Reinhold，1985：415 – 449.

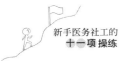

情绪问题。因此，家属极可能会成为医务社工另外一个需要关照的对象。①看到患者罹患疾病而面对危机，抑或看到患者因患病而与社会隔离，难以回到昔日的状况，家属的那些悲伤、绝望和无助的情绪，医务社工应及早介入。

家属的支持角色与位置，有赖医务社工的建构与强化。毋庸置疑，家属在医院积极参与病房活动，有利于患者出院后的照护，也间接影响医务社工服务的质量。因此，医务社工必须强化家属的支持角色与位置，尽早与他们建立紧密的照顾伙伴关系。医务社工除与家属个别沟通外，也可以举办活动以满足患者家庭的需要，例如，举办家属互助小组，邀请家属作为志愿者去探望没有探访者的病友等。

二、与患者互助组织的工作技巧

部分患者会一个人承担自己因病引起的痛苦，独自面对困难，最后走上抑郁之路，影响康复进程。

曾经受过伤的人，往往最清楚怎样安慰受伤的人。因此，各类患者支持小组可以协助患者走出阴霾。

（一）患者互助小组（Mutual Aid Group）

这是医务社工常用的一种小组服务模式，强调互助的成效，并注重小组历程。患者互助小组的活动内容一般包括：（1）分享疾病、资源、问题解决等数据；（2）增强组员间的

---

① TWIGG J, ATKIN K. Carers Perceived：Policy in Informal Care［M］. PA：Open University Press, 1994.

交流互动；（3）建立同舟共济的氛围和感觉。

病友在小组活动分享交流的过程中互相帮助、互相支持、互相陪伴去解决问题。

病友通过帮助别人也可以帮助到自己，因为在助人过程中，病友也可以教学相长，建立自信，重建自我形象。在助人的同时也可把自己内在的困扰重新释放出来，从而疏导自己的情绪。

患者互助小组是社会支持网络中的一种，指由个人之间的沟通所构成的关系网。患者的社会支持网络越强大，越能有效应对不可预期的生活事件。医务社工通过搭建患者互助小组或网络，让病友在网络中获得身份认同，并获得情绪支持、物质援助、服务信息、新的社会接触等。患者互助小组的沟通分为小组沟通和网络沟通，网络沟通以 APP、QQ、微信等为载体，让病友能够及时诉说自己的困扰，及时得到其他过来人的日常支持。小组会定期开展各种类型的互助活动，将病友们组织起来，为其提供一个面对面及组员间的交流平台，并在活动中巩固该支持网络。

人患病后，很容易与社会隔阂，缺乏社会支持，因此，建立一个同路人的相互支持网络，对患者十分重要。在介入层次上，可将患者互助组织划分为发展性、支持性和治疗性三种介入小组。

发展性介入小组主要指的是提供教育、信息、宣传等方面内容的服务，是最浅层次介入服务；

支持性介入小组主要指提供情感支持、朋辈支持等内容的服务，是中等层次的介入服务；

治疗性介入小组主要指提供改变行为观念、提升个人意识、价值观等内容的服务，是最高层次的介入服务。

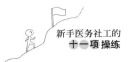
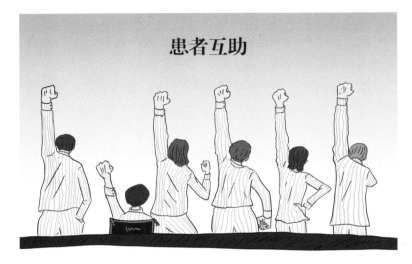

图9-2 患者互助，一起抗病魔

患者互助小组的建立和发展亦需要进行科学的设计和策划，其发展历程可归纳如表9-1所示。

表9-1 三种介入小组

小组	目标	层次	介入手法
发展性（最浅层次小组）	建立患者互助小组，增强组员的归属感，加深相互之间的联结	发展性为主，支持性为辅	（1）探访病友：建立良好的工作关系； （2）专题讲座：生理、心理、社交恢复的知识； （3）休闲聚会：放松心情，相互支持
支持性（中等层次小组）	扩大患者互助小组的服务范围，响应个别患者的心理及社交方面的困扰，提升公众对疾病的关注和对患者的支持	支持性为主，发展性为辅	（1）休闲聚会：放松心情，相互支持； （2）成长工作坊：探讨共同的处境、分享彼此经验； （3）大型特殊疾病的宣传活动：推动院内院外的公众健康教育

续表

小组	目标	层次	介入手法
治疗性（最高层次小组）	改善新入院患者的身心状态和提升自我康复能力；发掘和培育同路人志愿者，实现患者之间的互助	治疗性为主，发展性和支持性为辅	（1）治疗性主题小组：自信心建立、家庭关系等主题小组聚会； （2）同路人志愿者小组：支持新入院患者，如科室探访与活动组织

（二）朋辈支持小组（Peer Support Group）

在医院的治疗环境里，朋辈支持应用广泛。朋辈支持是指病友和康复者之间的互相支持，这种支持有以下特点。

（1）在患病和康复过程中互相分享、鼓励和支持；

（2）患者在康复路上遇到困难时，其他康复者及病友可以给予适时援助。在医院环境中，患者经常对其恶化的病情不知所措，对服务及设备欠缺了解，对医护人员不满或与之关系恶劣时不知如何处理，对亲人疏离、责备、离弃而不知如何应对……这时，除医务社工外，其他康复者也可以给予意见和支援，使上述问题得以缓解，这些支持可简单通过下列形式进行：①提供个人曾经接受过的治疗和服务资源与信息；②对问题或病情提供个人意见、经验或应对方法；③互相提供情绪支持，如介绍工作、在日常生活中互相帮助、鼓励等；④分享个人人生目标和意义；⑤分享遇到的创伤、困惑，彼此安慰、支持；⑥筹办健康教育活动，增加社会大众对相关疾病的正面认知。

Davidson（2006）指出，朋辈支持有不同的广度和深度。但重要的是朋辈之间是彼此平等的，在面对同样问题时，可以

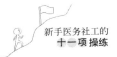

彼此支持、安慰及鼓励。社会服务机构可以为部分朋辈提供训练，颁发有关资历证书和接纳其成为资深志愿者。因此，部分医务社会服务机构会邀请或聘任他们为工作人员，但身份仍为朋辈。[①]

可能有人会问，不是已有医务社工和医护人员负责个案服务了吗？为什么还要朋辈支持小组？朋辈因为身份不同，其独特的经验可带来新的刺激和机会。首先，朋辈支持者可投入更多时间给予个别患者。其次，同样的服务流程，由于康复者是真正的同路人，执行起来也许会比医务社工、医护人员更有同理心和耐心。

不可否认，每一个患者的经验都是独特且极其宝贵的，但在不同的患者也有共通的部分，如心理社交特点、对药物的反应、对疾病的挣扎、寻找工作的艰难、被污名化和被歧视、需要重整自我价值等，这些话题，同路人之间的分享会变得更加有分量和有意义。[②]

小　结

除治病外，医院短暂性地取代了家庭，对患者提供了工具性的支持，患者在院内与医护人员之间的互动局限于正式的工作关系中。医务社工及其他医疗团队对患者的情感支持，多半是补充性的。对长期住院的患者来说，家庭的支持网络仍是其

---

①　叶锦成. 精神医疗社会工作：信念、理论和实践［M］. 新北：心理出版社股份有限公司，2011：254.

②　谢树基，袁颖忻. 康复者领同路人走出迷路［N］. 明报，2019-01-28.

主要的情感支持来源。医务社工在患者住院后，应尽量致力于重建或维持患者与其家人、亲属、朋友的互动联系。

入住病房后，患者与病友的互动是住院生活的重要部分，与病房生活质量有一定的关系。一般来说，他们最初只是表面的沟通，是互动关系的陌生人。他们是患者社交上信任度最低的圈子，属于过渡性和工具性交换的互动模式。但随着住院时间的增长，病友间的互动既有普通情感因素，又有互相帮忙、礼尚往来、人情交换等工具性特征，医务社工不应忽视这种互动互助模式的功能。

虽然朋辈支持者并非专业人士，但其独特的康复经验，本身已是一个见证，他们走出来已有一定说服力，其他人难以取代，可为同路人带来助力及希望。

 实务"必学秘籍"（14）

"带伤的治疗者"可能不是好的辅导员

虽说"久病成医"，但曾经历过伤痛的人不一定都适合走社会工作或心理辅导的道路。"从创伤中走出来的人"较为适合当心理辅导人员，而不是那些"心理创伤伤口尚未愈合的人"。一个本身心理创伤伤口未"结疤"的人，去辅导他人，有时反而会导致其情绪很不稳定。的确，"伤愈的治疗者"肯定会是很棒的辅导员，因为他们走过那段路，而且走出来了，他们会更具同理心，让受伤痛困扰的人在和煦的冬阳中看到光明和希望。但一个"带伤的治疗者"却可能因自己仍陷于自卑、哀怨、怨恨、偏激的情绪中，成不了好的辅导员。

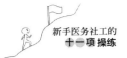
　　施以诺博士指出："我看过不少人心底带着某些强烈的自卑、怨恨、偏激的情结，却急于证明自己可从事辅导、教育等工作，结果往往惨不忍睹！对自己以及对自己的个案或家人都是一种伤害。"①

---

　　① 施以诺. 诗歌是一种抗忧郁剂：40 帖带来幸福的心灵处方 [M]. 台北：主流出版有限公司，2013：29.

第十章

操练 9：与医生、护士有效合作

一、团队协作的目的

医疗团队协作跨专业、跨部门、跨界别，其目的大致分为以下三类。

1. 额外增加人手

这类协作被视为最初级，甚至可能不能称为协作，只是"协助"而已，相互的关系比较弱，未必有太多的交流，多数只停留在"做了"的阶段。但为了证明"做了"，团队成员的沟通都会形成白纸黑字，比较正规。

2. 为单位能独自完成整套工作而补缺

工作存在"灰色地带""三不管"区域，单个人不能独自完成整个工序，唯有通过协作，有"多行一步"的，有"一人行一步"的，只有分工填满空隙才能"工序圆满"。但这类协作如果只是从现实工序出发，解决问题时仍然基于"你有你的范畴，我有我的专项"，就会像转介一样，还是较低层次的协作，相互之间联系仍不够紧密，而且可能往往只止于"做到"的阶段。

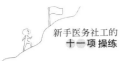

3. 优势互补，提升工作效率和准确性[①]

希望通过增加沟通、交流、融合，互相提升效率和准确性，以达到更好的效果。高层次的协作应该不盲目地以传统界线为界线，大家不仅愿意多走一步，还会用自己的专长去解决别人的问题，也会尝试吸收别人的强项，打破常规，实现创新。严格来说，这样的优势互补才是真正的团队协作，这种情况下，团队之间的关系最紧密，而且最能够实现做好、做得更好的目标。

实际上，在医院多专业共存的生态环境下，医务社工的角色功能需要与医疗团队合作共融方能彰显出来。因此，医疗团队成员间的互动、沟通与分享的质量，势必会影响到医疗团队的合作效果。但对新手医务社工而言，初入职场，不仅要适应陌生且高压的工作环境，还要与许多不熟悉的医疗团队成员合作，难免会增加心理负担。

医务社工与医疗团队之间如能和谐相处、相辅相成，成员间通过不断沟通交流、分享信息，以及运用各自的专业知识与技能，将整合医疗的概念与价值实践出来，开展以患者为中心的合作模式，更能达到"1 + 1 > 2"的成效。医务社工与医疗团队合作无间是一个理想状态，在现实工作中可能需要面对众多挑战和困难。

二、互动合作上的挑战

在强调医疗技术、以医疗为主的医院环境中，社会工作专

---

① 新冠另类问题——院舍［N］. 信报财经新闻，2022 - 04 - 27.

业往往不太被重视，医务社工总是面临"角色不知如何定位"的尴尬。

不同专业的工作重点、知识背景不同，团队成员对彼此的期待也会有所不同。医务社工期待自己在咨询面谈、心理治疗、社会问题处理等能力上较其他医疗人员有优势。而医疗人员则对医务社工在提供交通、安排居家照顾、链接社区资源等方面有较多期待。由此可见，医疗工作人员对医务社工在团队中的角色认知和期待与医务社工自身不一样，这在工作中会造成"碰撞"。

笔者督导的医务社工在这方面亦曾有很多怨言——

"医务社工的想法跟医疗人员的想法在很多个案中是不一样的，……"

"我觉得医生和护士因为工作忙碌，跟你接触不多，所以并不清楚你对个案做了什么；而且医务社工对个案做的工作并不是短时间内可以看得出成效的，所以医生和护士常常不知道你到底能够做多少、可以做出什么样的效果。"

"就像在医院，我们都很清楚，各个社会工作室一定都会在地下的一个角落。"

"在和社会福利相关单位互动时，或许大家都是自己人，彼此对社会工作专业有一定的认知，且在工作体系中，社工是主体，所以不太会感受到外在的压力。但当你和其他领域或其他专业体系有往来时，压力感会比较深切。在医疗体系中，社会工作专业与医疗专业对服务对象问题的关注点有所不同，医护人员或许因为工作忙碌与医务社工的接触少，因而对医务社工所做的个案能达到的效

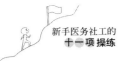
果并不清楚，也不知道对医务社工该抱有哪些期待。在医护人员眼中，医务社工常常只有负责为服务对象提供经济援助的职能。医疗体系中，最重要的服务人员就是医生与护士，其他包括社会工作专业在内的专业人士对医疗体系都不是最重要的。在个案会诊的时候，医务社工常常会感受到医疗团队对社会工作专业并不那么重视，问题都由医疗团队其他人员来解决，医务社工仅负责陈述状况。"

"就算你要去辅导服务对象，你也会请他去找心理咨询师（临床心理学家）……医务社工能做的只是帮他们（指服务对象）链接资源……你真的可以付出努力的地方好像没有了。有时候要开晨会，有语言治疗师、医师、物理治疗师参加，我觉得他们的专业跟我们社会工作比较起来，是更精准的。"

在一些机构和医院，医务社工的身份、职能角色一向是模糊的，医生及护士对驻院医务社工的职能认知不同。部分医务社工的职能与医生和护士重叠，例如心理－社会辅导功能，便与心理医生重复了。

Olsen 和 Olsen（1967）认为，医务社工的职务只涉及提供物质援助、具体服务的安排等，例如出院后居家照顾服务的安排、对社区资源作出转介服务等。

Philips（1971）的调查指出，大部分的医生、护士认为医务社工的工作主要是改善患者对环境的适应，他们是改善环境者（Environmental Manipulators），其职能偏向工具性的任务（Instrumental Task）。

Mizrahi 和 Abramson（1985）研究指出，医务社工压力

的来源主要是自己的角色不被认可，医务社工辅导患者和处理他们的情绪及行为问题不被其他医护人员认同。[①] 而 Cowles 和 Lefcowifg（1995）亦指出，医务社工的职能不被了解是一个严重的问题，它使患者不懂得求助于医务社工，医务社工与医生和护士的团结合作亦受到影响，社会大众亦对医务社工提供的服务内容感到模糊。

近年多个调查显示，医生、护士等专业人员对医务社工在工作范围、业务主体等方面的角色有着较大的分歧。

在团队合作过程中，医务社工与医护人员之间难以合作，或是合作无效，主要原因归纳如下：

1. 医务社工的角色与功能不明确

相较其他医疗专业人员，医务社工的角色确实多元且复杂，工作范围广泛，面对不同服务对象或业务内容时，医务社工的角色和功能要随之而改变，从单一到多种角色和功能同时存在。有文献指出，医务社工角色和功能的多样化、角色重叠等现象会进一步模糊医务社工在医疗团队中的角色和功能。社会工作业务内容太广泛、不明确，不仅让医疗团队难以理解社会工作专业，也会让医务社工遇到"疑难杂症"或非医疗问题时，不会拒绝，或不太敢拒绝医疗团队对医务社工的期望。长此以往，医务社工的角色定位与专业范围会变得更加模糊。

2. 社会工作与医学专业间的鸿沟

医疗团队中有许多不同领域的专业人员，如医生、护士、

---

① MIZRAHI T, ABRAMSON J S. Source of Strain between Physicians and Social Workers : Implication for Social Worker in Health Care Settings [J]. Social Work in Health Care, 1985, 10 (99)：33 – 49.

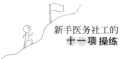

药剂师、营养师等，这些成员既具有精辟的专业知识与技能，也具有基础的医学知识，在沟通交流信息时隔阂不会太大。医务社工没有医疗教育背景，缺乏基础医学知识的训练，不熟悉复杂的医学语言体系，在跨专业的医疗场域里，与一群医疗专业人员沟通合作时，确实会面临很多挑战与困难。同样地，其他专业人员对社会工作专业亦不理解，他们没有接受咨询辅导和沟通技巧的训练，在社会心理评估、沟通协调、危机处理等方面，能力不及医务社工，同时也不一定理解医务社工。医务社工与医疗团队成员间难免有隔膜。

3. 医疗团队对医务社工有不理性期待

医疗团队成员很多时候会将医务社工视为"麻烦的解决者"，让医务社工扮演"万事通"的角色。当个案或家属有医疗以外的问题时，不论是否在社会工作专业能处理的范围内，医疗团队都会期待医务社工是"千手观音"，能介入并解决。这会给新手医务社工造成额外压力。

4. 不对等的专业权力

医疗团队中的权力结构对每一位成员均会造成影响，较有权力或地位较高的成员，自然具有较大的掌控权和自主权，较有力量影响其他团队成员且容易受到重视和关注。目前的医疗生态中，各专业间的地位和权力分配大多数仍是以医生为主，这使得医生与其他成员间无形中形成"上下"的角色结构。因此当医务社工与医疗团队互动时，必须要了解医疗团队的小组动力及成员互动的优先次序。

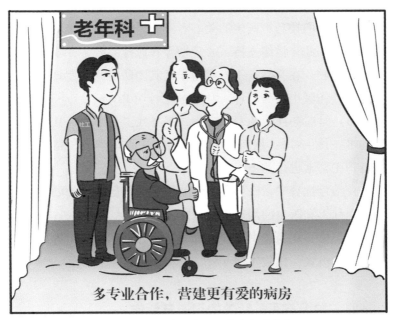

图 10－1 多专业合作，共建有爱病房

三、医生与医务社工的关系及沟通互动现状

专业间有效而持续的接触互动，有助专业间相互了解、认识彼此角色、职能，让专业间能互相欣赏、接受对方的贡献，有利信息交换和合作等。

医院内，医生是护士、康复治疗师、医务社工等专业人员行动的主导者。他决定着怎样医治患者、为患者提供何种服务。在层级架构中，主治医生是护士、康复治疗师、医务社工等人员的上级。除治疗外，主治医生亦会照顾到患者的社会、心理需要，亦会留意患者的情绪等问题，懂得医病先医心的道

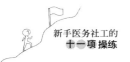
理，注重全人的照顾。因此，在治疗过程中，主治医生亦会用上心理治疗的技巧，医生的关心、安慰、情绪支持等对患者极为重要。因此，情绪支持、心理辅导在医疗系统中并不是社会工作的专利。在香港，王卓祺博士及其团队的调查发现，只有10%的被访医生认为心理－社会的治疗（Psycho－Social Intervention）是医务社工的专职工作，医务社工是心理－社会的治疗的唯一提供者①。然而，医院内的临床心理学家、精神科医生及护士常常也是这方面的专家。

在治疗过程中，医生对患者的情绪会作出适时的处理。至于医务社工和医生的沟通除在医疗团队巡视病房时的直接沟通外，医生更喜欢通过书面或电邮等交流方式作为与医务社工沟通的正式模式，比较正规。

四、护士与医务社工的沟通及合作

在我国台湾地区，护士与医务社工的专业训练周期都是4年，但入职的起薪点，护士普遍高于医务社工，他们在医院内的社会地位和专业认受度也比较高。在我国香港地区，护士与医务社工的训练周期同样也是4年，医务社工入职的起薪点与护士差不多，在医院内的地位和专业性普遍能获得服务对象的认可。

在训练期间，因专业有简单的辅导训练，护士对患者因疾病带来的情绪、反常行为及其处理方法有一定的认识。护士在

---

① WONG C K，CHAN B，TAM V. The Role of Medical Social Workers and their Relationship with Doctors and Nurse in Hong Kong Hospital［M］. Hong Kong：Hong Kong Institute of Asia－Pacific Study，The Chinese University of Hong Kong.

病房是最前线的医护人员，有着患者的第一手资料，与患者接触最频繁，因此对患者的情绪变化，可以作出适时、有效的回应。比如，患者发脾气、拒绝合作、抗拒服药等情况，他们会在现场作出回应。由于经常需要安抚患者，在工多艺熟的情况下，他们对心理或社会辅导服务比较自信。王卓祺博士及其团队的研究指出，只有8%受访医生和护士认同心理－社会辅导是医务社工的核心工作。在实务工作中，医务社工与患者的配备比例约为1∶30。医务社工有自己的办公室，但办公室可能与病房距离较远，甚至不在同一楼层，要找医务社工就必须到医务社会服务部去，并要排队等候。在疾病困扰下，患者很少主动去向医务社工求助，而且在医院，患者要离开病房一般也是比较困难的，可能需要得到病房医护人员的许可。因此，护士是患者与医务社工的沟通媒介，当他们知道患者需要求助医务社工时都会作出转介。

王卓祺博士及其团队的研究亦指出，医务社工与护士间的沟通多是通过面对面或电话等方式进行，多是非正式的沟通，较少使用文字或电邮等正式沟通方式。此外，上述的调查也发现，护士与医务社工在工作上有较多重叠的地方，例如，在患者出院计划中，护士也会提供社区资源信息、与家属沟通等服务，在工作上与医务社工服务的内容有明显重叠的地方。

五、从边缘到团队核心——对新手医务社工的建议

新手医务社工身处有不同专业人员的医疗体系中，面对的是和社会福利体系不同的专业语言、专业价值观与专业文化。有差异就会有碰撞。如何令其他专业人员了解社会工作、如

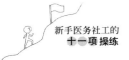

何与其他专业人员合作是医务社工常议的热点话题，同时也考验着医务社工的智慧与能力。事实上，随着社会的发展，大家已认识到团队合作是解决问题的重要方法。在这样的背景下，社会工作的价值与功能在临床上还是有很多空间可以发挥的。

以下是对新手医务社工从边缘走到团队核心的几点建议：

1. 通过沟通对话与其他专业共融共学

社会工作是一个擅长沟通的专业，因此在医疗环境里，你如何帮助整个团队沟通，或者是帮助医患沟通是重要的。这也是社会工作在医疗体系中能够主动发力的方面。如果在实务工作中遭受他人的不理解，医务社工不要因此而气馁，因为社会工作专业解决问题的能力是在不断沟通、碰撞和积极参与之下才显得熠熠生辉的。医务社工要主动沟通才可让其他专业知道医务社工在做什么，也可以用这样的方式不断地与他们碰撞，只有当双方彼此了解之后，你才能够让整个工作发展得更顺畅。

2. 以行动宣传社会工作专业

医务社工在个案处理过程中，能够与其他专业实时交流，讲述其协助个案的服务过程、服务对象改变的脉络及评估结果，这不仅能缓解团队的情绪，使他们更了解医务社工的思路，还能让其他人看见医务社工的专业性。如果医务社工不告诉其他专业人员自己是如何想的，他人就不知道你到底在干什么，因此你一定要告诉他人自己做了什么、为什么这样做。当别人知道社会工作的功能，遇到类似的问题时，他才会想到你是一个可以合作的对象。医务社工需要有这样的认知：先去做，让医疗团队知道社会工作是做什么、怎么做的。只有这样坚持走下来，才能在医疗团队里打开局面，扩大影响。

3. 有实力自然会得到团队接纳

在专业角色的发挥上，医务社工不一定一开始就要显现自己的专业能力，而是要努力成为不可或缺的角色，在适当时机展现专业特长，这样在遇到某些很棘手的个案时，他人自然知道医务社工就是那个不起眼却又是他们需要的"螺丝"。其他专业人员需要协助时，医务社工也应适时并且有效地展现社会工作的专业性。在当仁不让地发挥功能之后，社会工作自然会受到他人接纳和器重。医务社工只要能高效地做一两件帮到患者或合作团队的事，其他专业人员就会知道社会工作的功能；当人家觉得你有能力去处理一些不一样的事情，你在病房的地位就会提升。

4. 多观察、多倾听，成为沟通的"流通管子"

在医疗领域中，与不同专业合作是必须持续学习的。社工接受过生态系统理论、面谈与评估的训练，应该懂得观察与聆听，能看清楚团队的小组动力，因此可以在其中找到适合的位置，不会卷入风暴旋涡，更重要的是因为清楚知道资源所在，还能灵活地借力使力。在长期的耕耘下，医务社工就是那个能串联起各个专业人士、患者和家属的"隐形支柱"，成为他们沟通的"流通管子"。所谓资源联结就是要把医生的医嘱、心理医生的叮嘱、营养师的建议融合在一起，用患者能理解的方式告诉他，让他听懂各方对改善其健康状况的意见建议，并乐意执行。医务社工不是大人物，但是每个人都知道你来了一定对大家有帮助，之后你会变成团队中的一个不可或缺的角色。

5. 专业知识与自信是开启对话的敲门砖

能够接受其他专业挑战的前提是自己有扎实的专业训练和

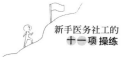

基础。能侃侃而谈且言之有物，并在适当时机展现专业能力，能与其他专业人员平等对话，皆是在多方面持续积累的结果。例如，医务社工在个案会议召开之前，对个案状况充分掌握并有所准备时，你就能向团队成员准确分析个案家庭动力情况，给出专业建议。团队成员一听也知道你有专业想法，对医务社工的信任就会随之产生，你也能感受到社会工作的专业意见被看见、被接受及被肯定的喜悦。当然，你前期的训练要足够厚实，在扎实的专业训练上对自己有信心，你才敢跟其他专业人员进行有专业深度的对话。

6. 长期经营团队，方能构建互信互赖合作关系

医务社工平常需要多做团队经营，与其他跨专业人员建立关系，有这个基础，与其他人讨论个案时就会更加顺利。这涉及医务社工的人格特质。新手医务社工如在个性上具有亲和力、好分享、容易成为沟通桥梁的特质，将会更容易与他人建立良好的合作关系。当对方不会对你太防备，你积极地分享某些社会工作专业观点时，他们就会认真聆听。当其他专业人员需要我们的时候，我们应该给予帮忙。在长期的信赖关系下，医务社工能发挥着互帮互助功能，使他人感到安全，从而渐渐获得团队良好的评价。时间久了，他们就会说："有你在，我放心。"

7. 保持弹性，在资源、制度、专业之间寻找平衡点①

经历一段时间的实践和积累，医务社工会变得更加"圆滑"：能在个案需求、机构资源、制度规范和社会工作专业之

① 吴廷莘. 我是谁，我在哪：资深医务社工专业承诺的追寻与坚持［D］. 台北：台湾师范大学，2019：77－82.

间寻求平衡。坚持社会工作的价值理念，保持开放与弹性，在不设限的态度下为事件找到最佳解决方法是医务社工与他人合作的不二法门。

8. 争取非正式的沟通机会

团队的人际经营可从日常工作开始，除办公室正式的沟通机会，新手医务社工应争取非正式的沟通机会，点点滴滴地争取交流机会。例如，业余时间参与团队的羽毛球活动，一起参加部门聚餐等。非正式沟通能更有效地拉近团队成员之间的距离，让各方不会对医务社工作出太多"防备"，这将有利于工作上的彼此合作。

小　结

"隔行如隔山"。医疗团队是由多种专业组成的，每个专业都有自己可发挥的功能和专长，彼此之间也会因为对不同专业认识程度不同而影响服务和合作的过程，但这可以通过团队会议互相沟通来解决。医务社工与医生或其他专业人员合作时，需要经常与他们沟通协商。医疗团队其他成员比较容易忽略患者的家庭、经济、社会层面的事情，而社会工作的视角是全人式的。

但"隔行不隔理"。医疗团队的工作目标是一致的，彼此做事的基本原则也是相同的。希望医务社工和医疗团队多沟通，多交流，取长补短，唯有如此才是真正的团队协作。

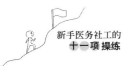
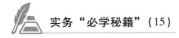
实务"必学秘籍"（15）

别"瞧不起"病房清洁人员

医务社工需与医疗团队同僚互相帮忙和依赖，所以督导者会经常教导新手医务社工："凡事都要虚心学习，不要错过每一个学习机会；身边每一个人都值得你去学习，不要看轻每一个进出医院的人，不管他是患者，还是医院的阿姨（清洁工）。"

有一次，一位刚毕业的新手医务社工被患者无理取闹，当时他感到无措、无助，但又敢怒不敢言。但在病房另一个角落工作的清洁工看见了，马上伸出援手，"拔刀相助"，把事件摆平了。这说明同事之间相互帮忙的重要。其实这些在医院病房工作多年的清洁工，"食过的盐多过你食过的米"，单凭经验他就知道哪个患者垂危，哪个患者有什么福利需要，甚至会根据平常的观察去提醒护士要勤加留意某位患者的状况，随时准备急救。如果有幸遇上这些"得力助手"，你的工作无论多么忙乱，在他们的协助下也可以事半功倍，应对自如。

因此，我们对团队内的同事，上自高级医生，下至清洁工或护工，都要尊重，关系融洽，这样才能有效为患者提供最佳治疗及照顾，帮助他们走上复康之路。

第十一章

操练 10：医社联动，不容忽视的服务方法

　　谈及医社联动，很多人会理解为医务工作者与社工联动。但笔者在本章提出的医社联动，是指医务社工与社区内的企事业单位、社区居委会、社会组织、社区居民等方面的联合行动。

一、善用社会资源，实现医社联动

　　虽然医务社工的工作环境以医院为主，但服务范围绝非只有病房和办公室这些场所，还需要因应服务对象的不同需求把服务延展到社区，与社区、社会组织、志愿团体等方面联动，医社联动因此成为医务社会工作的一种服务方法。作为医务社工绝不是"单打独斗"的，要善用社会资源，开展医社联动，这样将更有助于医务社工开展服务工作，这也是医务社工需要掌握的又一项操练。

　　医社联动的好处主要包括：

　　（1）拓展服务资源。面对不同患者的问题和需求，医务社工手中需储备一定的社会服务资源，以作出合适的服务响应，这也是医疗服务之外的有力补充；

（2）巩固服务成效。因为患者的住院时间有限，出院后的康复很重要，通过医社联动可增强患者出院后康复训练的动力和支持，巩固服务成效；

（3）促进预防。通过医社联动，加强社区健康宣教，能促进有需要的患者及早识别和介入疾病，在一定程度上也能提前预防患者问题的发生；

守护健康，我们一起来

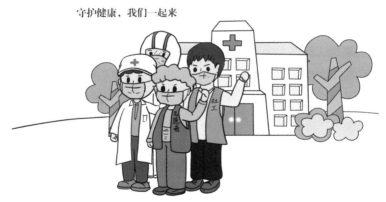

图 11-1　医社联动，守护健康

（4）扩大社会影响。当前社会大众对医务社会工作的认识有限，通过医社联动，能增强社会对医务社会工作的了解、接纳和参与，扩大社会影响力。

一般医社联动的方式包括：特殊个案转介、志愿服务合作、社会资源引进、特定疾病预防和患者识别。

二、特殊个案转介

这种医社联动方式比较常见的做法是，医务社工与乡镇（街道）社会工作服务站（以下简称"社工站"）合作，建立个案转介机制。当患者计划出院，且医务社工发现患者还存在康复支持不够、照顾者缺失、生活困难等问题时，与患者居住地的社工站取得联系，介绍患者的出院情况及存在的家庭或社会性困境，转由社工站的社工继续跟进，以促使患者得到持续的协助服务。当前国家在积极推动乡镇（街道）社会工作服务站建设，这为构建以服务对象为中心的医社联动服务模式打下了基础。

此外，社工站日常跟进社区内低收入家庭、孤寡独居长者、困难或重度残疾人、困境儿童等困境人士的服务，当困境人士遇到突发疾病，需要医疗服务时，可转介至辖区医院，并由医务社工跟进，以保障患者在住院期间获得支持。笔者曾经遇到一个经常在社区"游荡"的长者个案。某一天，该长者突发疾病，因其家属在外地难以及时赶到医院，医院无法为其办理入院手续。笔者联系了该医院的医务社工，把长者的情况告知医务社工，最后在医务社工的帮助下，这位长者通过"绿色通道"顺利办理了入院手续，及时接受了治疗。

要建立良好通畅的个案转介机制，医务社工要提前做好功课，包括提前熟悉各类社会福利资源信息的获取渠道，尤其是注重与辖区内社工站保持良好合作关系，在日常服务活动中加强沟通联系，这样个案转介机制的建立将会更加顺畅。

当我们与社区社工进行个案转介时，需要了解转介个案的基本情况，这些情况一般包括：（1）服务对象身份信息，如姓名、年龄、户籍、住址、身份证号码；（2）过往健康状况，如是否患有重大疾病或慢性病；（3）经济收入及社会保障情况，如是否有医保，属于哪一种类的医保；（4）照顾者及其紧急联系人信息。

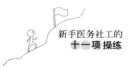

三、志愿服务合作

据笔者了解，医疗志愿服务工作一般由医务社工负责。医务社工需要组织、管理院内职工志愿者和院外志愿者服务门诊就诊患者和住院患者。志愿服务是维持医院正常秩序的重要支持力量，医务社工开展志愿服务活动，一般需要经历招募、培训、组织服务及激励等程序。

（一）招募

招募志愿者前需明晰志愿服务的岗位、职责、所需志愿者的年龄、性别、能力等要求、所需人数及相关注意事项，并通过项目公众号、微信群、宣传栏等方式进行发布。此外，医务社工可与地区志愿者协会等社会组织或团体合作，建立较为稳定的志愿者招募渠道。接收到志愿者报名信息后，建议医务社工根据报名情况进行甄选，即根据志愿服务选择最为合适的人员参与志愿服务。凡是参与志愿服务的志愿者，须填写《志愿服务申请书》，做好志愿者信息登记工作。

（二）培训

志愿服务若进行不当，不仅伤害服务对象和医院的利益，还可能会触犯相关法律，因此，要让志愿者认识服务的角色，认同服务的目标，对服务过程可能会出现的问题有心理准备，并具有适当的服务能力和应变能力，这就需要对志愿者进行培训。培训是保证志愿服务质量的重要措施。

培训可分基础培训和岗前培训。基础培训主要针对新注册志愿者提供基础知识培训，包括学习志愿服务的基本知识，了解志愿服务内容、服务角色、服务职责等，增强志愿者对志愿服务的认识，做好服务前的准备。基础培训一般安排在每月或每季度固定的时间进行，邀请近期报名参与的志愿者集中接受培训，针对部分难以集中参与基础培训的志愿者，也可借助腾讯会议或视频录播的方式帮助他们进行学习。培训方法可以是PPT讲解、小组学习、情景模拟和经验分享、发放志愿者培训手册等。医务社工可根据志愿者的特征进行选择，一般是综合运用上述多种方法，效果更佳。志愿者培训的基础内容见表 11 - 1。

表 11 - 1 志愿者培训的基础内容

序号	培训目的	培训目标	培训内容
1	提高志愿者的认知	认识医院和志愿服务精神	介绍医院背景和特色；认识志愿服务的价值和意义；介绍志愿者管理制度
2	熟悉志愿服务职责	了解志愿者的权利和义务，了解志愿者的"必备"和"必避"事项	了解志愿者权利和义务；学习志愿者的服务守则和规范
3	学习志愿服务知识及技巧	认识服务对象、服务内容和礼仪	认识服务对象的特征和需求；熟悉服务的内容和岗位职责；学习志愿服务的形象和礼仪
		了解服务场地和岗位	带领志愿者熟悉服务的场地和岗位位置；熟悉相关设备的使用方法
		掌握服务的技能	患者常见疑问的回应技巧；安全问题的处理和应对；突发事件的预演和应对等服务技巧

岗前培训指志愿者在参与服务前接受的培训，一般在服务前的 30 分钟至 1 小时之内完成，由医务社工针对接下来需要

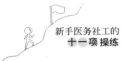

开展的服务为志愿者提供培训，让志愿者了解服务的目的、志愿服务的岗位职责和任务，增强志愿者服务的自信。

（三）组织服务

在医院，志愿服务岗位多为就诊引导、陪同就诊等。虽然志愿者在服务前期可能已接受过培训，但是建议医务社工为志愿者准备好"身份标识"，如志愿服、胸牌、绸带等，外加一份简单的志愿服务指引，指引上要有医务社工的联系电话和紧急情况通报处，让志愿者在服务过程中随时查阅。

志愿者在开展服务过程中可能会接触不同的服务群体，隐含安全问题，需要医务社工加强对志愿者的安全保障，让志愿者放心地提供服务。组织加强安全保障的措施包括：

（1）服务工作安全保障。包括提供安全的环境，全面考虑服务过程中会出现的意外，为志愿者提供安全指引，教他们应急处理的方法。在服务过程中，避免志愿者与服务对象有金钱或志愿服务关系外的联系，提升志愿者危机敏锐度；

（2）为志愿者购买第三方意外保险，以备在发生意外时能有合理赔偿。在为志愿者个人或团队购买保险时，需要提前预算志愿者人数、服务时数、个人资料、服务地点和服务内容等，与可靠的保险公司合作，签订正式的协议；

（3）明确志愿者的法律责任。在志愿服务的过程中，法律责任主要体现在四个方面：第三方责任、服务对象责任、志愿者自身的责任以及志愿组织的责任。当意外或安全问题发生时，能根据责任方判断主体责任，向责任方追究责任，赔偿损失，有效地保障志愿者权益。

（四）激励

激励能促使志愿者持续稳定地参与志愿服务，是维系志愿者队伍的重要举措。医务社工要学会珍惜和重视每一名志愿者，让他们带着喜悦和满足感参与全过程，只有这样，才能令他们持续保持参与志愿服务的热情和积极性。

对于志愿者的激励可分为奖励和赞赏两大类。奖励方式包括定期组织举办志愿者聚会、周年表彰大会、交流活动、先进代表评选、出版志愿者故事书或刊物等，都能给予志愿者激励。赞赏也是激励志愿者的方法，往往在志愿者提供服务的过程或总结分享时使用，是一种比较及时的激励方法。赞赏要做到具体和真诚。医务社工要抓住每一个机会向志愿者表达赞赏和肯定。当医务社工无法用口头或文字语言向志愿者表达赞赏时，不妨用身体语言，如点头、微笑、竖起大拇指、保持眼神接触等表达赞赏，这些都能让志愿者感到暖心。

除组织志愿者服务医院和患者外，部分医务社工还需负责配合院方到社区开展志愿服务，包括与基层社区、企业、学校等建立合作关系，组织医院各科室的医生志愿者，下沉到基层开展义诊、健康知识宣讲等活动，以提升社会公众对健康问题的关注。

四、社会资源引进

社会资源引进在医院主要有三种形式。第一种是针对突发重病，难以支付高额医疗费用的患者，医务社工在充分了解患者的经济状况后，根据患者的病种及其所需医疗费用，为其链

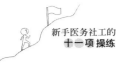
接医疗救助资源，这包括医疗类型的基金会、慈善会、社会组织，还有网络救助渠道等。如患者是本地户籍居民，医务社工可为其申请政府临时医疗救助。

第二种形式是热心组织和团体"自带"资源的慰问活动。患者本来在公众心目中就是需要获得他人关心的对象，因此有不少社会组织、公益团体都会"自带"资源走进医院，尤其是针对需要长期住院的重症患者。医务社工首先要评估医院内患者的需要，确定需求后，则要制订活动方案，并向医院管理部门提出申请，与此同时，尝试物色相关的爱心团体。当需求—审批—资源三者均具备后，方能开展此类慰问活动。笔者曾经参与过某一爱心组织的病童"六一"慰问活动。笔者认领了其中一位病童的"微心愿"：在六一儿童节当天，亲自到医院内探访这位病童，为其送上礼物。当时那位病童的笑容让笔者记忆犹新。

第三种形式则是在 2020—2022 年因新冠疫情影响，在初期防疫物资短缺的阶段，社会大众自发调用个人力量，整合医疗物资资源，主动捐赠到医院，或承担医疗物资运输等工作。

对于第二种和第三种形式，医务社工亦可参照志愿服务激励方式维系资源提供方。

五、特定疾病预防及患者识别

随着社会大众对医疗健康重视程度的提高，部分医院的医务社工会把服务目光投放在疾病的"超前介入"环节，尤其是针对近年发病率上升、社会认知度较低、具有一定隐蔽性的疾病，如长者认知障碍、抑郁症、焦虑症、自闭症等，医务社工多采用医社联动的方式开展特定疾病预防和识别服务。

如广州启创社会工作团队与广州市第一人民医院神经内科合作，开展"认知障碍症医社合作服务"项目[①]，向患者及家属提供医疗与社会服务政策、居家养老服务资源、居家照护知识等咨询服务。该项目启动以来，通过"线上＋线下"的方式，开展了 12 场次的社区公众教育和早筛活动，为近 500 名老年人提供认知筛查服务；并通过在市区某家医院记忆门诊驻点服务，免费为近 300 名认知障碍症服务对象及其家属提供训练服务，加强早期预防与干预工作。社工更通过开展相关主题学术研讨会、发布《老年人口认知状况调查》报告、提交政协提案等多种方式，共同推动认知障碍症社区关怀服务机制建设。

这类服务中，医务社工不仅是资源链接者，把医疗资源投放到更精准的位置；同时也是社区教育者，提升社会大众对特定疾病的识别能力和接纳度，从长远角度看更可起到节省社会医疗成本的作用。

六、给新手医务社工的建议

诚如上文所述，医社联动是让医务社工担当"桥梁"的角色，联结医疗系统与社会系统，促使两者有效互动，从而达到提升患者的生活质量和福祉的目的。对新手医务社工而言，

---

① 简秀冰，陈丽彦. 破解"失智"照顾困境——广州社工探索构建长者认知障碍症预防与干预新机制［EB/OL］.（2022－05－26）［2023－03－15］. https://mp. weixin. qq. com/s/wlmAXGvfIGz3Lph4JFaDAQ.

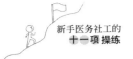
这是个需要不断操练的过程，不妨"刻意练习"以下几招。

第一，收集与医疗救助相关的正式与非正式资源。出于未雨绸缪的目的，建议新手医务社工在日常工作中关注和收集医疗救助相关的资源信息，包括各级政府的医疗救助政策，与健康医疗相关的基金会，甚至民间自发组织等，最好能定期把这些资源分类整理成册。可从资源性质、不同病种、不同区域等方面进行整理，便于有需要时可随手翻阅。这里需要注意的是，医务社工要仔细分辨网络慈善资源的真伪，在使用资源之前要通过官方渠道进行核实，防止诈骗。

第二，加强与同行及同类疾病患者、家属的经验交流。所谓"三人行，必有我师焉"，千万不可闭门造车。新手医务社工要主动与同行从业人员交流，学习别人的实务经验。可参与当地行业协会组织的交流活动，建立同行"人脉"，为未来的合作奠定基础。此外，新手医务社工不要忽视患者及其家属，尤其是长期病患者及其家属，他们一般都会掌握相关资源信息，医务社工也可主动向他们请教。

第三，积极留意医院及患者的需要。只有找准相关方的需求，并将其联合在一起，才能促成合作。新手医务社工在日常服务工作中要积极留心和观察医院及患者的动态，做到厚积薄发。刻意的观察能让新手医务社工更敏感地捕捉到医社联动关键点和突破点。

小　结

医社联动是医务社会工作发展的趋势。医务社工不可只是"低头干活"，要把自己的服务视野"抬高"和"望远"，主动了解医院外的环境，尝试联合更多不同主体力量，共同为患者提供更优质、舒适的服务。

 实务"必学秘籍"（16）

志愿者探访慰问的关键"13条"

志愿者在医院内开展探访慰问活动时，医务社工需要对志愿者进行活动前培训，让志愿者明晰探访时的注意事项和沟通禁忌。

1. 志愿者统一着志愿者服装；不穿高跟鞋，将衣服上的铃铛等饰物去除，手机调成振动或静音状态，服务时轻声细语，不影响他人休息。

2. 在探访过程中，神情应该保持轻松和关切，不要显得过于担心和紧张，见到患者治疗用的针头、皮管及其他医疗器械，不要表现出惊讶的神态；闻到难闻的气味，不要表现出轻蔑、恶心的神情，更不要做出捂鼻子等动作，以避免给患者带来压力。

3. 不要与其他志愿者讨论与患者病情相关的情况，不要在医院走廊交头接耳。

4. 切勿私自移动病房内相关物资。

5. 不要向患者介绍道听途说的秘方、偏方，不推荐未经临床试验的药物。

6. 不要收受患者的钱财、物品等。

7. 不要留下自己的私人联系方式。

8. 为照顾患者休息，谈话和逗留的时间应该较短，30分

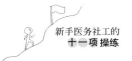
钟内为宜。注意避免谈论可能刺激患者或有关禁忌的话题。

9. 不建议随意拍照，如拍照需要征得服务对象同意，并告知拍照意图。

10. 不要主动和患者讨论病情和死亡，如果患者希望与你讨论病情和死亡话题，等他提起再讨论。

11. 志愿者不得在病区的走廊里讨论或交头接耳，尤其不可谈论患者或家属的隐私信息以及自己对患者的看法。

12. 应尽量避免与异性肢体接触，如需肢体接触时，要注意患者对肢体接触的反应。

13. 在服务过程中应当做到专注，不要心不在焉，尤其不得玩手机。

医务社工要提前对志愿者进行培训，并将上述关键"13条"逐一对志愿者进行讲解和说明，以保障志愿服务质量。

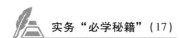

实务"必学秘籍"（17）

白大褂与身份澄清

与内地情况不同，我国香港地区的医务社工在工作时要求必须穿着白大褂。一件看似平常的工作服在医务社工眼中是对专业的肯定，是内在信心的来源。穿着白大褂看起来显得比较专业，会让患者重视，而且与其他领域的社工相比，会产生专业层次上的差别。拥有白大褂加上持有专业资格证书的医务社工会让他在实务工作中得到更多的专业认可。

但由于医生、药剂师、康复师等也以白大褂为工作服，一般患者难以分辨，容易混淆，要看清楚他们挂在胸前的胸章才可分辨他们的职衔。以下是一则发生在我国香港地区的有关偷取白大褂冒充医生的新闻：观塘联合医院发生假医生查房怪异事件。一名曾在澳洲攻读医科的俊朗男子，未能毕业正式成为执业医生，疑为圆医生梦，竟在上月开始假扮医生，在观塘联合医院不下 10 次成功骗过保安人员，进入医院内进行查房工作，包括安保最严格的儿科病房。他不只与患者交谈，更与当值护士一起吃夜宵闲聊。事后被告于观塘法院承认 8 项"自称从事内科执业"及 6 项"冒充公职人员"罪，被判入狱 10 个月。①

在提供服务时，对患者、家属、社会人士甚至医护人员而言，医务社工是相对陌生的人员，虽然也穿着医院的白大褂制服。因此，医务社工应清晰地向患者、相关人士及家属表明及澄清自己的身份，告知自己是哪个科室的医务社工。

有些时候患者看见医务社工穿着白大褂，会误以为医务社工是医生，医务社工是有责任对患者清楚说明身份，以免不必要的误会。

在香港，冒充医生和医务社工都是违法的。

---

① 香港商报网讯［OL］．（2015 – 04 – 18）［2023 – 01 – 24］．http://www.hkcd. com/content/2015 – 04/18/content_924205. html.

第十二章

操练 11：及时做好康复
患者出院的准备服务

患者出院准备越充分，出院后适应能力越强，越有利于疾病的康复，也能大大降低再入院率。

案例

一位 90 岁因中风入院治疗的患者，经过 3 个月治疗后病情基本稳定。虽然她的自理能力良好，但是因家中无人照顾，所以她害怕回家。当医生提出让她出院，她就开始号啕大哭，坚持不出院，甚至多次因此气急胸闷，反复多次，仍滞留在病房中，被标签为"医霸"，困扰了医院大半年。最后，经医生、医务社工等和家属联系，患者的 6 名子女经商议后决定轮流照顾患者，医务社工亦为患者申请了社区综合居家照顾服务，做好了患者的心理辅导工作，患者终于愿意出院回家。

类似案例，在医疗界并不是个别情况。由此可见，医务社工在患者住进医院后就应开始对其出院作出计划。虽然刚入院就计划出院显得为时过早，但提前作出院计划会让患者及家属有更充足的时间做准备，亦可及早申请和准备社区或养老院照顾服务，减少延误出院的情况。

一、为什么患者一定要出院

与正常的社区和居家生活场景相比，医院是一个病菌感染风险高的场所，愈高级的医院细菌可能愈"毒"。除非万不得已，住院只是给患者家属带去心理上的安慰，但对患者的身体康复却没有什么好处。没有人喜欢留在医院，超期住院的患者一定有某些不得已的理由。患者应该尽早回到比较生活化的社会空间，而非长期留在治疗性的环境，以减少机构化的效应（Institutionalization）。此外，医院床位紧张，成本较高，需求殷切，安排治愈患者尽早出院回家当然有其重要性。而在我国内地，随着医保政策和医保审核的规范化，对患者住院的时间有着严格的限制，如何安排患者出院也是需要提上日程的一项工作。

二、出院准备服务

医院住院床位短缺，出院患者，有部分是完全康复的，也有部分在出院时仍处于恢复阶段而未完全康复。以下情况是医务社工会经常遇到的：

（1）患者出院不久再次入院；

（2）糖尿病患者出院后因未掌握血糖监测的方法、胰岛素注射方法不正确，导致血糖控制不好，再次入院；

（3）脑卒中患者急性发作后肢体偏瘫，生活能力下降，担心自己出院无人照顾不愿意出院；

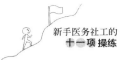

（4）戴鼻饲管出院的患者在家喂食后出现反流，发生吸入性肺炎再次入院；

（5）外科手术患者术后出院出现并发症再次入院；

（6）心脏支架植入手术、心脏搭桥手术后的患者担心掌握的健康知识不够，活动能力下降，出院后无法有效应对疾病不愿出院。

诸如此类的问题，可能就是因为出院准备服务不到位所致，尤其是那些需要人继续协助恢复功能的患者。

所谓出院准备服务是包括病情评估、医治方案、执行评价的一个完整过程，也是统合医疗、社会财务资源，利用个案管理的原则，在患者住院期间就展开的工作，并要考虑到患者持续性照护的需要，为他出院后下一阶段的照护做出安排适当的服务。这项服务能使患者与家属及时且安心满意地出院，顺利回归主流社会，返回住所或转至另一机构，恢复最佳的健康状态与生活质量。

美国医院协会（American Hospital Association）1972 年提出："患者有权要求合理的连续性照护，有权预约医生，也有权要求医院提供出院后的连续性照护。"[①] 因此，出院准备服务使患者得到最佳康复照护方案，是一个"三赢"的服务，这个"三"包括消费者（患者和家属）、服务提供者（医院）和付费者（政府或保险公司或自费患者），能兼顾医疗服务质量和成本。医务社工在出院准备服务中扮演了重要的角色，任重而道远。

---

① 陈惠姿. 长期照护实务［M］. 台北：永大书局，2002：8 - 13.

三、出院准备服务的目的

患者住进医院后，医务社工除了提供本书各章提及的主要服务外，也要为患者做个别性的出院准备。出院准备服务应在患者住院后便展开，它的目的是回应以下几方面的需要。

1. 医疗系统管理方面的需要

医院床位、设备、人员薪酬等成本高昂，且有其紧急性功能，需求紧张。为让医院的医疗设备充分发挥应有的功能，提高病床的使用率，减少患者不必要的住院时间，降低医疗成本，提高医院运营的效益，出院准备服务有其重要性。

2. 患者及其家属方面的需要

让患者早日回归主流社会的家庭岗位，避免机构化的负面效应，能满足患者的心理社会需要。医务社工应鼓励患者及其家属积极参与出院准备工作，并通过准备过程，学会居家照顾技巧，增加出院后的适应性，避免出院后再次入院情况的发生，减轻个案及其家属经济与精神上的负担，提高个案及其家属对医疗照护主观上的满意度。

3. 医疗专业团队方面的需要

医疗团队包括医生、康复师、护士、医务社工等。出院准备服务是由医疗专业团队合作，共同为实现救危扶伤的目标而开展的，既可增加团队中各专业人员间的接触与合作，减轻彼此的陌生感和紧张度，还可以进一步整合医疗专业人力资源。

4. 社区医疗资源方面的需要

有效的出院准备服务，可整合医院与社区的照护资源来协助出院患者，让各层次的医疗资源彼此配合，发挥最大功能，

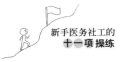
节约整体医疗资源。

四、医务社工的角色及工作

医疗团队的专业人员会帮助需要出院的患者做出院准备，他们的工作大致分工如下：

◆医生：负责确认患者的健康状态符合出院的标准，并出具患者出院证明。

◆护士：通常是指病房的护士长，她会对患者使用的药物和其他护理事项作出协调，并指导家庭成员掌握日常照护病人的知识。

◆康复师：会按照专业标准评估患者身体改善的程度，并提供后续的治疗方案。

◆家属（主要照顾者）：部分患者出院并非彻底痊愈，只是回家休养而已，仍需要愈后照护。

除上述人士外，医务社工对出院的整体事宜会进行协调，确保所有步骤都适时完成，这是医务社工主要职责之一。医务社工在出院准备服务过程中的工作目标包括：（1）患者及家属能清楚知道有关出院的准备；（2）让患者及其家属参与医院提出的相关出院准备工作；（3）患者出院准备的需求应在住院期间或作转介时就得到确认；（4）患者出院后返回主流社会所需的支持系统、设备等要及早安排；（5）患者及其照顾者能在出院后清楚知道医疗处置和后续的追踪服务；（6）加强患者在社区的正式和非正式支持系统，防止患者再次入院；（7）居家照顾者能获得患者的医疗和社会信息，确保照护的连续性；（8）使医院资源得到合理、适当的运用。

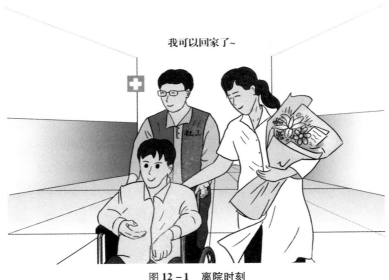

我可以回家了~

图 12 − 1   离院时刻

五、出院准备度评估

患者出院前，医务社工需要安排有关患者出院的许多细节，包括评估患者出院准备度（Readiness for Hospital Discharge）。出院准备度是由 Fenwick 在 1979 年提出的，是对患者具备离开医院、回归社会、进一步康复和复健能力评估指数，由医务社工及医务人员在患者出院时综合评定，涉及患者的生理、心理和社会方面的状况。对患者出院后进一步康复能力的评估，是患者对是否准备好出院的一种感知，是患者出院后能否有效康复的一种预测因素。对患者做好出院准备度进行评估，可避免患者过早出院，降低其出院后的并发症发生率和再入院率，借此节约医疗资源和成本，帮助患者及家属减轻负担。

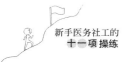

评估内容主要有：生理状况的稳定性、实现自我管理的能力和自我效能感、可获得的社会支持、医疗卫生及社区资源、心理社会因素等。可使用不同的《出院准备度量表》，对不同患者出院准备度进行评估。评估内容详细说明如下：

（一）评估出院后的照护需求

在准备患者出院的过程中，需完整、综合地掌握个案和家属面对的困难及需求。医务社工通常通过一些需求评估工具对此作出评估。有些国家及地区会选用国际认可的 Minimum Data Set Home Care 作为评估工具，评估工作在适当的时候进行，通常在手术完成病情稳定后进行，或者在病人出院前或回家后个案有照护需要时进行，并非仅做一次评估。具体评估方面，一般涉及个案、家庭及影响照护的相关资源因素 3 个方面，共有 9 个维度。

1. 健康状况

治愈出院时，患者可能仍全身乏力，食欲不振，体重下降，ADL（英文 Activities of Daily Living 的缩写，意思是日常生活活动）以及 IADL（英文 Instrumental Activities of Daily Living 的缩写，意思是工具性日常生活活动）尚未全面恢复，甚至未达到合理的水平。医务社工要多加留意患者愈后的身体健康状况，配合医疗团队拟订合适的出院照护计划。

2. 自我照顾的能力

医务社工需评估患者出院准备度和支持性照顾需求，协助有需要的患者及其家人在有准备的情况下，面对出院、转院、转到照顾机构的情况，减少其焦虑、不安、恐惧等情绪，提升其自我照顾能力，必要时链接社区照顾资源，按照患者的

ADL 及 IADL 将个案转介至日间护理中心、改善居家照顾服务等，使其获得持续性的社区健康照顾服务。

3. 行为状态

患者是否有暴力或其他特殊行为，患者和家属对相关行为的处理能力等。

4. 认知能力

认知能力是人们成功地完成活动最重要的心理条件。知觉力、记忆力、注意力、思维和想象的能力都属于认知能力范围。

5. 情绪

长期住院治疗，医疗费用高，家人照护的压力以及面对疾病的担忧和茫然等很容易导致患者及其家属情绪失衡，出院前必须协助患者及其家属做好情绪管理，以免他们心理压力过大，避免他们之间因沟通紧张而产生矛盾。

6. 经济情况

是指目前医疗费用及出院后持续的经济需求等情况，了解是否已购买医疗保险，是否需要申请临时医疗救助等。

7. 环境资源

对个案居住环境安全及合适度的评估，包括居住地周边的治安、公共区域的照明、水电维修情况、附近是否有斜坡道路等；屋内是否有足够的空间放置轮椅、制氧机等医疗器材；浴室是否需要增加防滑装置或扶手等设施。

8. 支持系统

包括正式支持系统（长者社区服务中心、综合居家照顾服务等专业人员机构）和非正式支持系统（家人、邻居、朋友等的情感支持）。非正式支持系统主要对患者家庭照顾能力

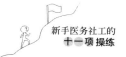

进行评估，了解其家庭权力结构，即谁是主要照顾者、谁是个案照顾安排的决策者；了解主要照顾者每日、每周照顾患者的时间、动机、照顾技巧及照顾者的基本健康状况等。可以通过有效的沟通，让家庭照护的决策更符合患者及其家属的需要。

9. 长期照护服务的需求

不是患者一出院个案服务就结束。很多时候，医务社工还要继续跟进出院后患者的社会福利需要。比如，一些老人出院后无法照顾自己，就需要医务社工跟进转介至社区老人照顾服务中心等。

医务社工需要对患者居住地的资源有足够的了解，才能提出有效的照护计划，这些社区资源包括综合居家照顾、家务助理、日间托养中心、长者邻里中心等长期照护资源。

六、出院准备度评估不能缺少家属的参与

有些患者出院时，医护人员并没有留意到其家属的个别情况，例如有家属需要长时间工作，不能请假办理患者出院手续，而患者自行出院有困难，但院方仍单方面将患者送回家中，最终患者回家后跌倒，家属将患者再次送回医院。因此，医务社工应尽快与家属，特别是其主要照顾者面谈，安排好患者出院事宜，并可利用这个机会讨论以下话题：

1. 谁是患者的照顾者

（1）主要及次要照顾者能够付出多少时间照顾患者；

（2）他们能提供患者所需的是全部护理还是只能提供一部分；

（3）他们将继续工作还是必须请假；

（4）照顾者是否有任何健康问题或其他限制，例如不能提重物；

（5）照顾者是否还有其他负担（例如要照顾年幼子女）。

2. 家中的空间

（1）是否可腾出空间用于安放医疗器材及辅具；

（2）是否有安全的地方存放药品；

（3）清除可能会导致患者跌倒的东西，如地毯和电源线等；

（4）寻找合适的地方（例如抽屉）存放患者的重要个人医疗资料。

3. 药物管理

康复患者每日都要在不同时段服用多种不同的药物，容易出现药物错食、少食、多食或滥食的情况，医护人员在患者出院前，要教导患者及其家属关于药物服用和管理的技巧。

4. 辅具、器械的申请

（1）患者是否需要拐杖、轮椅、助行器、特殊的垫子、扶手、制氧机或其他辅助设备；如果需要，应该到哪里获取这些东西；

（2）谁将负责对这些用品进行调校，以便适合患者使用；

（3）谁将教导患者及其家人正确地使用这些物品。

5. 特殊饮食

（1）应该吃和不应该吃哪些食物；

（2）具体的食品种类有哪些；

（3）患者需要哪些特殊的食品，可尽量在患者出院前购买。

6. 复诊安排

（1）提供复康交通工具；

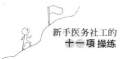

（2）提供财政援助；

（3）安排陪诊志愿者。

目前，很多医疗机构对做好出院准备度评估并不重视，所以患者出院后再次入院的风险比较高，这势必增加整体医疗费用，也不利于患者身体健康的恢复。在安排老年患者出院方面，香港特区政府近年推出了"支援在公立医院接受治疗后出院的长者试验计划"，支援刚离开公立医院并需要过渡期护理及支援的老年患者，为他们提供长期的、可持续的护理服务、过渡期社区照顾和支援、养老机构住宿照顾服务，让他们可继续在熟悉的社区居家养老，避免他们过早入住养老机构，把再次住院率降低至10％。此计划十分成功，可供内地医院借鉴。

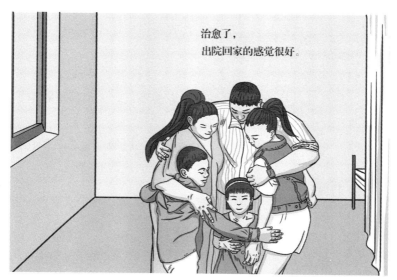

图 12-2　家人支持，出院在即

小 结

在内地，大型医疗机构的患者通常住院的时间不会很长，因此更加需要医务社工关注如下问题：患者做好出院准备了吗？出院后怎样安置？是在家进行居家照料还是到养老机构？为妥善解决这些问题，出院准备就显得极其重要。准确判断患者出院的情况、做好出院准备度评估、减少出院计划的失败、降低再次入院概率等，已经越来越成为医务社工及临床医务人员关注的重点问题。

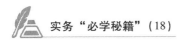 实务"必学秘籍"（18）

逆向照护法则

此法则是指越是需要医疗照顾及社会关怀的人，其可得到的资源反而越少。逆向照护法则是哈特在 1971 年提出的。逆向照护法则的英文 Inverse Care Law，来自物理学上的平方反比定律。

哈特后来又解释其论点为：到最极致的程度，医疗保健会变成商品，其散播方式类似香槟；有钱人有很多，穷人什么都没有。他指出，良好医疗照顾的可用性会随着其服务族群的需要程度而减少。医疗照顾越是暴露在市场机制下，逆向照护法则会执行得越彻底，若没有暴露在市场机制下，情形会好一些。逆向照护法则是医疗不平等争议的核心议题。

病房照护可能会出现逆向照护法则所描述的情况。医疗人

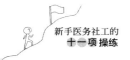
员对某种疾病的患者，例如失智症、艾滋病等会有逆向照护的反应——对于艾滋病患者、失智症患者的情绪、生理、心灵和社会需要的照顾反而会减少，使最需要照护及医疗资源的人只能获得最少的照顾资源，这主要是医务社工缺乏相关知识技术，以及医务社工本身悲观的自我定位造成的。要解决这一问题最重要的是给医务社工足够的培训和督导。

各位新手医务社工们，你们应关照那些最需要关照的弱势群体，急他们所急，提供合理服务，并留意服务提供的公平性，服务焦点不应只集中在富人那里，它应回归到所有阶层的患者，包括所有贫穷、身处不利环境的患者。

 实务"必学秘籍"（19）

新手医务社工的4A学习

新手医务社工述职后立刻运用的专业知识包括医疗专业知识与社会工作专业知识两方面。前者包括医疗诊断、医疗仪器设备操作与医疗相关规定等知识；后者包括从前专业训练过程中未曾学习过的实务知识，须在工作中加以充实。新手医务社工必须做到人人（Any One）学习、时时（Any Time）学习、处处（Anywhere）学习、事事（Anything）学习，即4A学习。

1. 人人学习（Any One）

许多实务智慧是书本上学不到的，有些经验必须有前人指导，通过不断自我充实、经验积累以及练习去历练出来的。新手医务社工刚起步时如没人手把手教导，入职最初阶段需要多跟朋辈学习。如何大量吸收各式各样信息与专业知识，并学习面对危机，除了自己寻找答案之外，亦须通过前辈及督导的经验作指导。

2. 时时学习（Any Time）

新手医务社工在工作初期要花心思打好"底子"，精进自己在医疗知识上的不足，主动加入医疗团队会议、Journal Reading（阅读医疗日志）等。开始时医务社工可能听不懂，但慢慢地就知道他们在讲什么，须花一点心力和时间去弥补"先天不足"，让自己熟识医学语言，与医疗人员保持沟通与联结，使自己积极参与团队当中。这将成为日后医务社工发挥专业功能的基础，因为知识精进与临床经验积累是站稳脚跟的基础。

3. 处处学习（Anywhere）

多走动、多观察，认识工作环境，从不同的层面建构学习基础，借以了解社会工作在医疗体系实务工作中的多元样貌，通过观察朋辈，了解体会，从中摸索出适合自己的工作方法。

4. 事事学习（Anything）

随着医疗保健制度的转变、人口结构的变迁、疾病类型的变化、患者权益意识的提升、经济环境的改变及相关政策法规的修订，医务社工的角色以及工作内容也随之改变。医务社工除了在家庭暴力、性侵害、长者身心障碍、自杀以及未成年人等保护性个案服务领域必须执行法定角色与任务，在安宁疗护、器官捐赠、身心障碍鉴定、人工受孕、慢性肾脏病的咨询等方面，也要承担相应的角色职责。[1] 这要求医务社工要有事事学习的意识和习惯。

---

① 吴廷苇. 我是谁，我在哪：资深医务社工专业承诺的追寻与坚持 [D]. 台北：台湾师范大学，2019：52－55.

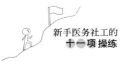

 实务"必学秘籍"（20）

要学习鸭子的精神：表面一片平静，脚下拼命划水

大家有没有见过鸭子凫水时的真实模样？

鸭子划水时，人们只看见鸭子在水面上安闲地游动着，却不晓得它在水下的鸭掌正拼命、奋力地划动着。鸭子的精神真正要强调的是水面下发生的事，强调要默默耕耘，努力再努力。

要适应病房环境，无捷径可言。新手医务社工们，请你们永远记住，立足于跨专业医疗团队，缺乏深入的医疗训练，又要面对患者不同问题，为他们排难解忧，压力必然很大。在面对挑战时，我们应处变不惊，沉着冷静，不忘坚持和拼搏。对此书的操练，我们应勤加练习。一定要相信，上天不会辜负任何一个拼尽全力的人。

新手医务社工，要学习鸭子的精神，外表一派平静，底下拼命划水，默默地做了很多旁人没看到的努力。

中文文献

［1］明报新闻网．吾生有杏［N/OL］．（2018 – 02 – 19）
［2022 – 10 – 22］．https：//news. mingpao. com/pns/dailynews/
web_tc/article/201802 19/s00005/1518976346627.

［2］威廉·考克汉姆．医疗与社会：我们时代的病与痛
［M］．高永平，杨渤彦，译．北京：中国人民大学出版社，
2014：206.

［3］THOMAS W H, M. D. 安养机构管理［M］．吴君黎，
译．台北：五南图书出版股份有限公司，2008.

［4］LEE A J, CALLENDER M. 老人安养手册［M］．李宗
幸，译．台北：洪叶文化事业有限公司，1999.

［5］NOLAN M, DAVIES S, GRANT G. 老人护理工作：
护理与社工的专业合作［M］．万育维，译．台北：洪叶文化事
业有限公司，2004.

［6］COX E O, PARSONS R J. 老人社会工作：权能激发
取向［M］．赵善如，赵仁爱，译．台北：扬智文化，2001.

［7］明德国际医院．病人权益及责任［EB/OL］．（2017 –

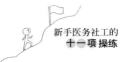
8 – 26）．https：//www.matilda.org/zh/compliance/patient – rights –
responsibilities.

［8］综合卫生署及香港医学会［EB/OL］．（2015 – 03 – 12）
［2021 – 03 – 12］．http：//www.mingpaocanada.com/tor/htm/News/
20150312/HK – gfk1_er_r.htm.

［9］医务社工压力大　16% 曾想自杀［N/OL］．香港经济
日报，（2008 – 04 – 14）［2018 – 01 – 05］．http：//paper.hket.
com/article/1026696/% E9% 86% AB% E5% 8B% 99% E7% A4%
BE% E5% B7% A5% E5% A3% 93% E5% 8A% 9B% E5% A4% A7%
2016 – % E6% 9B% BE% E6% 83% B3% E8% 87% AA% E6%
AE% BA.

［10］明报（2012 – 03 – 14）［2021 – 03 – 12］．www.
mingpao.com.

［11］香港特别行政区立法会卫生事务委员会．精神健康
政策及服务措施意见书［S］．2013 – 02 – 25.

［12］香港特别行政区立法会福利事务委员会．医务社会
服务的提供［S］．2002 年 4 月 8 日 CB（2）491/01 – 02（06）
号文件.

［13］蔡汉贤，等．社会工作辞典［S］．台北："内政部"
社区发展杂志社，2000.

［14］洛伊斯・A. 考尔斯．医疗社会工作保健的视角［M］.
刘梦，王献蜜，译．北京：中国人民大学出版社，2010.

［15］李家文．趁她有体温的时候［N］．明报，2018 –
01 – 16.

［10］明报（2016 – 01 – 14）［2021 – 05 – 18］．www.
mingpao.com.

［17］陈丽云．医务社会工作有待发展［J］．社联季刊（119）．

［18］陈惠姿．长期照护实务［M］．台北：永大书局，2002：8 – 13.

［19］高淑芬．老人护理学［M］．台北：永大书局，2000：10 – 11.

［20］刘民和，莫少珍．福音戒毒的深度与实际［D］．香港：财团法人基督教晨曦会，2016.

［21］刘继同．医务社会工作导论［M］．北京：高等教育出版社，2008.

［22］刘继同．转型期中国医务社会工作服务范围与优先介入领域研究［J］．北京科技大学学报（社会科学版），2006（1）．

［23］刘继同．构建和谐医患关系：医务社会工作的专业使命［J］．中国医院，2005（11）．

［24］刘枭，贺彩霞．本土化的医务社工人才培养模式探索［C］//第三届广东社会工作本色与本土论坛文集．广州：广东省社会工作师联合会，2017：7 – 11.

［25］叶锦成．精神医疗社会工作：信念、理论和实践［M］．新北：心理出版社股份有限公司，2011.

［26］叶青霖．死亡两相安［M］．香港：善宁会，2007：23.

［27］林庆昭．加油再出发［M］．新北：哈林文化出版社，2015.

［28］徐震，李明政．社会工作伦理［M］．台北：五南图书出版股份有限公司，2002.

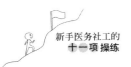
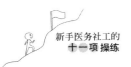

［29］吴老德．高龄社会理论与策略［M］．新北：新文京开发出版股份有限公司，2010：384．

［30］施以诺．诗歌是一种抗忧郁剂：40 帖带来幸福的心灵处方［M］．台北：主流出版有限公司，2013．

［31］阿目·葛文德．最好的告别［M］．彭小华，译．杭州：浙江人民出版社，2015．

［32］秦燕．医务社会工作［M］．台北：巨流图书公司，1996．

［33］成海霞．医务社工在医患关系中的实务模式：以深圳龙岗区医务社工服务为例［C］//社会工作与社会治理创新：第二届广东社会工作本色与本土论坛论文集．广州：广东省社会工作师联合会，2015．

［34］黄丽英．从医患关系的现状看医务社工在医患沟通中的作用［J］．医学与社会工作，2004（1）．

［35］萧贞建．冬日太阳——医患相交真情纪事［M］．香港：MCCM Creations，2018．

［36］晓林，王景光．喜乐安多芬：神奇自愈力量［M］．香港：突破出版社，2002．

［37］吴廷苇．我是谁，我在哪：资深医务社工专业承诺的追寻与坚持［D］．台北：台湾师范大学，2019．

［38］陈昭璇．新手医务社工融入职场生态之困境及处过生命议题之冲击［D］．台北：台北大学，2020．

［39］翁茹婷．新进医务社工的离职历程之研究［D］．莲花：慈济大学，2010 年．

［40］翁于雯．医疗团队中社工的角色及其因应之探讨［D］．台北：东吴大学，2013：5．

［41］谢树基，袁颖忻．康复者领同路人走出迷路［N］．明报，2019－01－28．

［42］柯智慧．医务社工应具备之医务社会工作核心能力初探：以医学中心为例［D］．台中：东海大学，2004：123－125．

［43］毕双双．孟乔森症候群［N/OL］．信报（2022－09－08）［2022－09－09］．https：//zh. wikipedia. org/zh－tw/％E5％AD％9F％E4％B9％94％E6％A3％AE％E7％BB％BC％E5％90％88％E5％BE％81．

［44］韦建瑞，袁清惠，符俊雄，韩丽．医务社会工作实务手册［M］．北京：中国社会出版社，2020：133－134．

［45］朱佩兰．安老与社会工作［M］．香港：中文大学出版社，2001：187．

［46］面对死亡或亲人离世情绪："四道"必修人生习题［EB/OL］．（2021－02－07）［2023－01－05］．https：//www. hkioc. com. hk/zh－hant/％E5％9B％9B％E9％81％93％E5％BF％85％E4％BF％AE％E4％BA％BA％E7％94％9F％E7％BF％92％E9％A1％8C．

［47］郜婕．香港医务社工：在医患之间"搭桥"［OL］．（2019－06－09）［2023－01－02］．http：//hm. people. com. cn/n1/2019/0610/c42272－31126452. html．

［48］新冠另类问题——院舍［N］．信报财经新闻，2022－04－27．

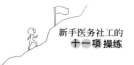
新手医务社工的
十一项操练

外国文献

[1] BROOKE V. Nursing Home Life: How Elders Adjust [J].
Geriatric Nursing, 10 (2): 66 – 68.

[2] WONG C K, CHAN B, TAM V. The Role of Medical
Social Workers and Their Relationship with Doctors and Nurse in
Hong Kong Hospital [M]. Hong Kong: Hong Kong Institute of
Asia-Pacific Studies, The Chinese University of Hong Kong, 1998:
34.

[3] MIZRAHI T, ABRAMSON J S. Source of Strain between
Physicians and Social Workers: Implication for Social Worker in
Health Care Settings [J]. Social Work in Health Care, 10 (99):
33 – 49.

[4] REAMER F G. Ethical dilemmas in social service [M].
Columbia University Press, 1993.

[5] VOURLEKIS B S, GELFAND D E, GREENE R R. Psy-
chosocial needs and care in nursing homes: Comparison of views of
social workers and home administrators [J]. The Gerontologist, 32
(1): 113 – 119.

[6] FEIL N. Group Work with Disoriented Nursing Home
Residents [M]//SAUL S. Group Work with the Frail Elderly. New
York: Hawthorne, 1983.

[7] LEE J. The Group: Chance at Human Connection for
Mentally Impaired Older Person [M]//SAUL S. Group Work with
the Frail Elderly. New York: Hawthorne, 1983.

［8］SUSSMAN M B. The Family Life of Oder People［M］//
BINSTOCK R H，SHANES E. Handbook of Aging and the Social
Sciences. 2nd edition. New York：Van Nostrand Reinhold，1985：
415 – 449.

［9］TWIGG J，ATKIN K. Carers Perceived：Policy in Infor-
mal Care［M］. PA：Open University Press，1994.

广州市同行社会服务发展中心

广州市同行社会服务发展中心成立于 2014 年 3 月，是由北京、重庆、成都、广州等地从事社会工作教育、研究和实务的专家及社会工作者发起，在广州注册的具有独立性、专业性的社会组织。

我们的愿景：

承担责任，秉持专业，携手同行，用行动推动中国社会福利事业的发展，努力成为业界最佳典范。

我们的使命：

致力培育高素质管理及社工人才，促使社会服务不断完善，并凝聚各地社工专业力量，推动中国福利事业发展。

我们的业务范围：

● 社会服务人才培训：根据不同社会服务机构、高校、政府部门的需求，精心挑选具有丰富实务及管理经验的讲师量身定制多样化的线上线下培训课程，包括专题工作坊、个案研讨、实务跟岗、高校 MSW 实务培训、珠三角实训、港澳台实训、社工职业水平考前辅导等，协助社会服务机构、高校及政府部门培养社会工作专业人才，提高专业能力。

● 社会工作专业督导：可为社会组织提供具备资质的我国香港、台湾地区及内地资深督导，以个人督导、团体督导等形式，为社会组织人员提供情感支持、专业支持及能力建设。目前为广东省的广州、佛山、江门，浙江省的温州，湖南省的长沙及吉林省的长春等地的项目及单位提供专业督导支持，面向社工服务站、日托中心、居家养老服务部、福利院及不同社会服务项目提供服务。

● 社会组织咨询顾问：可为社会组织提供咨询顾问服务，对组织进行内部诊断，协助社会组织对自身的发展策略、服务计划、组织管理、制度建设、人才培养、财务管理等方面进行有效规划，推动组织内部完善。曾受北京市、温州市、广州市、长春市、鄂尔多斯市等地区的社会服务机构委托，为其提供品牌项目策划服务，提供专业性建议。

● 社会服务专项研究：致力于为政府、决策者和业界提供最新的社会动向、民意数据和调查报告，为政策制定提供科学依据和智力支持，使政策制定符合实际情况和需求。已承接的项目类型包括社情民意调研项目、社会组织抽查监督项目、基层治理协同创新试点项目、城乡社区服务网格发展和建设规划项目、区域养老机构需求调查项目、养老机构公建民营运营可行性分析报告、养老事业发展规划研究项目、残疾人康复和托养中心运营可行性研究、《社区基金孵化培育指引》和《社区规划师实务工具手册》编写研究等项目，并参与相关政策制定的研究。

● 社会服务项目评估：组建了一支专业评估团队，在了解社会服务项目的基础之上，通过以评促建、以评促进、以评促优的评估模式，建立服务质量评估指标体系，对各类服务项目进行综合评价，促进服务质量提升。已承接养老机构/福利中心/社区综合服务中心/康园中心/社区精神康复综合服务中心

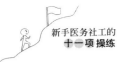
监管和评估、社会治理创新项目评估、社会组织实践（孵化）基地运营项目评估、特殊教育服务评估及福利彩票公益金资助项目评审等各类专项服务评估。

● 社会福利行业倡导：为了促进信息和资源共享，以研讨会、分享会、朋辈辅导沙龙等形式为各地社工及社会组织搭建经验交流平台，共同探讨行业发展动态，汇聚各社会组织代表的意见，形成共识性行业倡议，推动社会工作行业持续健康发展。

● 社会工作专业技术研发：因应目前国内社工界的需要，研发社会工作实务和技巧等方面的教材，包括撰写书籍和教材、研制机构管理实务套表、录制实务教学视频等，为各地社工提供专业支持。目前已出版《安老院社与社会工作》《新入职社工的十一项操练》《新手社工主管的十一项操练》《新任社工督导者的十一项操练》《薪火相传——穗港基于广州市社工培训及顾问试验计划的反思与前瞻》等书籍，并参与中国残疾人联合会组织编写的《残疾人安全防护实用手册·日常生活篇》。

联系电话：020 - 82375047

邮　　箱：txing2014@vip.163.com

地　　址：广州市黄埔区广新路66号黄埔区社会组织培育
　　　　　基地308室

网　　站：http://www.txing.org/

微信公众号：广州市同行社会服务发展中心

有待开发的医务社会工作领域

　　赋能（Empowerment）概念目前在社会工作领域的使用，多以使服务对象增能的处理方式为重点，却忽略了社工也需要增能，特别是那些初出校门的新手社工。为医务社工增能可使医务社工在医疗机构中的专业地位受到尊重，并提升医务社会工作的认受度。目前在医疗机构是以医生为主导，社会工作专业与医疗专业共存，医务社工在科室组织中的种种沟通问题，都可能影响社会工作专业的本质。医务社工在医疗机构组织中的地位和作用究竟是能有效增加服务输送的流通性，还是治疗流程中可有可无的人力资源，这是社会工作行业常议及热议的话题。医务社工所需的知识、技巧与价值观是否在入职前就已有了足够的准备？随着时间的推移和实务经验的积累，医务社工对工作能否有更多的领悟与见解？

　　现代社会要求个人与组织学习的速度不能落后于环境改变的速度。组织若无法成为学习型组织，将遭淘汰；个人若非学习型个体将处于不利的境况，甚至被边缘化乃至被淘汰。因此，学习的速度必须快于环境的改变。为跟上实务工作前进的步伐，新手医务社工须像海绵一样，努力地学、努力地吸、努力地把专业知识储备起来并内化为行为。对你自己的第一份工

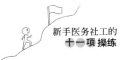

作，你有必要做延伸性学习，这样才可避免自己的位置轻易被他人替代。医务社工必须知道服务对象的需要、高层次的个案和小组服务的技巧等；辅导患者时，也必须要多懂一些如安宁服务、叙事治疗、缅怀治疗等专业知识。总之，及时掌握和更新与社会福利服务相关的资讯，延伸学习是必要的。作为刚出道的社工，必须人人（Any one）学习、时时（Any time）学习、处处（Anywhere）学习、事事（Anything）学习，做到4A学习。

本书得以付梓，首先要感谢杨明宇博士及顾东辉教授惠赐序言，他们在社会工作专业上取得的杰出成就，为本书增添画龙点睛的光彩。此外，我要多谢李文俊先生为本书绘画插图。我亦要感谢莫金福先生花费时间细心校对稿件。本书承蒙广州市同行社会服务发展中心出资印刷，在此致谢。

由于见识和经验的局限，书中内容难免存在错漏之处，希望读者能不吝赐教，给予指正，以便在再版时作出修正，不胜感激。

莫世民　MH